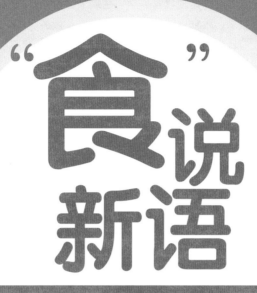

"食"说新语

饮食营养安全大讲堂

主编 张华峰

U0206468

中国医药科技出版社

内 容 提 要

合理饮食有助于预防或辅助治疗所有类型的营养不良以及糖尿病、心脏病、中风等非传染性疾病。本书运用现代营养学、药理学、生理学、毒理学和生物化学等原理，对蔬菜、水果、粮食、油脂、饮品、糖果、蛋类、肉类等日常饮食进行科学分析与评述，结合烹饪等美食制作工艺，给广大读者提供饮食指导和健康参考。

图书在版编目（CIP）数据

"食"说新语：饮食营养安全大讲堂 / 张华峰主编 . —北京：中国医药科技出版社，2018.1

ISBN 978-7-5067-9692-7

Ⅰ . ①食… Ⅱ . ①张… Ⅲ . ①食物疗法 Ⅳ . ① R247.1

中国版本图书馆 CIP 数据核字（2017）第 268762 号

美术编辑　陈君杞
版式设计　锋尚设计

出版　中国医药科技出版社
地址　北京市海淀区文慧园北路甲 22 号
邮编　100082
电话　发行：010-62227427　邮购：010-62236938
网址　www.cmstp.com
规格　710×1000mm　¹/₁₆
印张　15
字数　246 千字
版次　2018 年 1 月第 1 版
印次　2018 年 1 月第 1 次印刷
印刷　北京瑞禾彩色印刷有限公司
经销　全国各地新华书店
书号　ISBN 978-7-5067-9692-7
定价　39.00 元

主　编　张华峰

副主编　李　璐　杨晓华

编　委　（以姓氏笔画为序）

　　　　　牛丽丽　朱春燕

　　　　　孙晨倩　杨　娟

　　　　　张　翔　陈　乐

　　　　　郝　淼

"民以食为天"这一耳熟能详的说法，出自司马迁《汉书·郦生陆贾列传》的"王者以民人为天，而民人以食为天。"在陈寿《三国志》里，也有类似的表述："国以民为本，民以食为天。"

　　从古到今，对"民以食为天"这么一个命题，无论庙堂之高，抑或江湖之远，好像都不曾有人公开提出质疑。这是因为大家都明白，任何一个人，从来到世界的那一刻起，就开始了对食物的摄取，此之谓以食养生。并且，这种摄取，要终其一生，一直延续到生命的最后一刻。谁都懂得，唯有食物，才可以让弱小的生命慢慢强大，才可以让强大的生命长久健康，才可以让健康的生命岁月绵长……嵇康在《养生论》中之所谓"服食养身"，司马迁在《史记》中之所谓"养寿"；"养身"是为了活得健康，"养寿"是为了活得长久，养生的内涵，大致也就包括这两个方面吧。

　　当然，饮食能力是人类与生俱来的一种能力。没听说过新生婴儿必须经过培训，才会去寻找并吮吸母亲的乳汁吧！但这种能力尽管与生俱来，却需要持续不断地去改善和提升，小到每一个生命个体，大到整个人类，都是如此。试想一下，蒙昧时代人类的吃和昌明时代人类的吃，还有孩提时候人的吃和成年以后人的吃，境界和效果是怎样的天差地别！之所以如此，皆因为饮食能力大不相同是也。

　　着眼于养生来改善和提升自己的饮食能力，是一门博大精深的学问，但其荦荦大者，愚以为无非如下两端：一曰"吃什么"，二曰"怎样吃"。

　　原始时代的人类，在"吃什么"这个问题上，无疑是经历过许多曲折甚或付出过极大代价，神农尝百草日遇七十二毒的故事，大家都应该了解。当年神农氏冒着生命危险品尝的既有药材也有食材，也因此，他才既被称作药王、也被称作五谷王。并且，中国人（以及整个人类）为解决"吃什么"这个问题所进行的努力，在神农氏以前就已经开始，在神农氏以后也从来不曾停止。我们今天能够享受如此数不胜数、美不胜收的动、植物食材，其实是有赖于一代又一代的先辈付出的巨大努力乃至牺牲，诚如鲁迅所云："许多历史的教训，都是用极大的牺牲换来的。譬如吃东西吧，某种是毒物不能吃，我们好像全惯了，很平常了。不过，这一定是以前有多少人吃死了，才知的。所以我想，第一次吃螃蟹的人是很可佩服的，不是勇士谁敢去吃它呢？螃蟹有人吃，蜘蛛一定也有人吃过，不过不好吃，所以后人不吃了，像这种人我们当极端感谢的。"鲁迅说得好，对于前辈的奉献和牺牲，作为后人，我们理应永远感恩！

不过，"吃什么"只是帮助判定什么能吃、什么不能吃的一种实践活动，以使得人类能够达到安全填饱肚子这么一种较低层次的饮食目的。而"怎样吃"则是在对不同食材的不同特性充分而深刻了解的基础上，进行合理地选择、搭配，再经过恰如其分的厨房加工，以便能在食材的营养成分尽可能损害较小的前提下，使其成为色、香、味、形俱佳的菜肴，让人在尽享舌尖美味的同时，也获得尽可能好的养生效果，这才是人类饮食的较高境界。嵇康《养生论》所言之"豆令人重，榆令人瞑，合欢蠲忿，萱草忘忧，愚智所共知也。薰辛害目，豚鱼不养，常世所识也"，还有"冬鲫夏鲤，秋鲈霜蟹"之俗谚，展现出我们的祖先在对食材特性的了解上所达到的高度。而写进典籍的金句"失饪不食，不时不食，割不正不食，不得其酱不食"，流传于坊间的俚语"吃饭留一口，活到九十九"等，更有早在商周时代就由伊尹提出来"五味调和"的理论，让我们感受到了先辈在"怎样吃"这样一件大事上的不懈努力，令人油然而生敬意。

人类在"吃什么"和"怎样吃"这样两个问题上提升境界的努力，是永远不会停歇的，由张华峰博士和他的团队编著的《"食"说新语——饮食营养安全大讲堂》一书，便是这种努力的一个可喜新成果。此书的宗旨在于普及科学，目的为了服务大众，故而全书围绕着"吃什么"和"怎样吃"这么两个主题，内容包罗万象，表述深入浅出，文字通晓流畅，一书在手，春夏秋冬一年四季，在选取、搭配、处理食材以及其他诸多方面与食有关的疑难问题，便可以迎刃而解矣！方便于人民群众优化饮食文化境界，有助于黎民百姓提升身心健康水平，善哉此书，真是功德无量！

是为序。

商子雍

2017 年 11 月

一日三餐，我们天天做饭，天天吃饭，很多人却往往不知道食物如何做才更营养，如何吃才更健康。

病从口入，许多病是吃出来的，但合理的饮食能起到营养保健作用，如何才能吃得安全、吃出健康呢？

所有这些都是大学问。

中华文明，源远流长；饮食文化，博大精深。当前，我国经济快速发展，物质生活极大丰富，在人们享受美食、崇尚健康、追求高质量的生活之际，如何继承和发扬中华民族优秀的饮食文化，大力宣传普及饮食营养安全知识，造福人类，是一项亟待解决的重大课题。

我以为，继承和发扬中华灿烂的饮食文化，提高全民饮食文化水平，应该先从宣传普及人们的食品营养安全知识做起。

首先，要加强食物营养知识的宣传与普及。营养功能是食物最本质、最原始的功能，它为人类提供机体所需的营养素以及生命运动所需的能量，是人类赖以生存的基础。目前，粮果菜、肉蛋奶等各类食材有成百上千种，其营养成分各不相同，性能、特点各有千秋。掌握各种食材的营养性能特点是提高人们饮食文化水平的前提和基础。

其次，要加强食物保健知识的宣传与普及。中医认为，食物根据食性可分为寒凉、平性、温热三大类。寒凉性食物属于阴，具有滋阴、清热、泻火、解毒等作用；温热性食物属于阳，具有温经、活血、通络、散寒等作用。合理的膳食结构可以起到滋养、调理、保健等作用。从现代医学、营养学、毒理学等角度出发，掌握食物的营养保健特点，趋利避害，合理饮食，是人们强身健体、预防疾病、延年益寿的重要保障。

再次，要加强食物安全知识的宣传与普及。食物的安全威胁主要来自于三个方面：一是食物生长于大自然，有的植物本身是有毒性的；二是食物在田间生长过程中，受农药、化肥、重金属等有毒有害物质污染；三是个别企业或个人为了牟利，采用不当手段加工销售对人体有害的食物。这些不安全因素除了加强源头治理外，还需要消费者掌握食物安全知识，提高辨别能力，避免造成伤害。

基于此，由张华峰博士研究团队倾情打造的《"食"说新语——饮食营养安全大讲堂》一书，及时雨般地呈献给广大读者。本书具有三个特点：一是系统、全面，全书分为蔬菜、水果、蛋肉、粮油、饮品、糖果、烹饪、保健、安全、食疗共十大篇章，系统全面介绍了生活中重要的饮食营养安全知识；二是简洁、实用，全书简明扼要，针对性强，采用问题形式，一问一答，并在每个问题后面进行了专家点评，便于读者抓住重点，实际操作运用；三是科学、权威，张华峰博士将自己多年的实践经验与科研成果，倾囊而出，既有理论的高度，语言又生动活泼，是一本不可多得的饮食科普书籍。

一册在手，应有尽有，说尽饮食那些事，读者朋友们，赶快阅读吧。

张战利

2017 年 11 月

前言

　　编写食品营养与安全科普图书，是我从事科学研究二十多年来的一个夙愿，因为健康对我们每个人来说都太重要了，一直希望能有机会把食品与健康科学的一些学习体会和思考传递给大家。古希腊哲学家赫拉克利特说过："如果没有健康，智慧就无法表露，文化就无法施展，力量就无法战斗，知识就无法利用。"在生活中，我们经常能看到很多人遇到健康问题或者饱受疾病折磨。不是所有的健康问题都是饮食引起的，食物也不能代替药物治疗疾病。但是，合理饮食对所有人（尤其是遇到健康问题或者经受疾病折磨的人）来说都是有益的。食品科学领域有一个基本原理：从理论上讲，所有的食源性疾病都是可以预防的。合理饮食有助于预防或辅助治疗所有类型的营养不良以及糖尿病、中风等非传染性疾病。所以，读一些食品科普书籍，学一些食品营养与安全知识，对保持身体健康很有好处。

　　世界卫生组织指出，不健康饮食和缺乏运动是导致现代人产生健康问题或疾病的主要风险因素。培养健康的饮食习惯，塑造良好的身体素质，需要掌握足够的、正确的食品科学知识。食品科学看似简单，其实蕴含着纷繁复杂的科学道理。以膳食纤维为例，过去营养学界一直认为它是不能被人体消化利用的粗纤维"废物"，但是近年来的大量研究证明它具有预防便秘、辅助治疗糖尿病等多种功效，被誉为是继水、蛋白质、碳水化合物、脂肪、矿物质和维生素之后的"第七大营养素"。如果膳食纤维摄入量长期不足，可能会出现便秘、糖尿病、心血管疾病等。此书试图运用现代营养学、药理学、生理学、毒理学和生物化学等原理，对蔬菜、水果、粮食、油脂、饮品、糖果、蛋类、肉类等日常饮食进行科学分析与评述，结合烹饪等美食制作工艺，给大家提供饮食指导和参考。

　　习近平总书记在全国科技创新大会、中国科学院第十八次院士大会和中国工程院第十三次院士大会、中国科学技术协会第九次全国代表大会上指出，科技创新、科学普及是实现创新发展的两翼，要把科学普及放在与科技创新同等重要的位置。科普著作与学术论文、教材一样，都涉及到严肃的科学问题，都需要呕心沥血的辛勤工作。本书的编撰还得到了中俄食品与健康科学国际联合研究中心、西北濒危药材资源开发国家工程实验室、教育部药用资源与天然药物化学重点实验室、陕西师范大学、西安交通大学、西南科技大学、中国科学院、中国农业科学院、陕西省科学技术厅、陕西省食品药品监督管理局等单位的支持。著名饮食文化学者、西安市文学艺术界联合会副主席、西安市作家协会常务副主席商子雍先生亲自为本书作序。陕西省农业厅张战利高级农艺师对全书进行了审定。刘飞霞、张华强、曾远智、郝宇变、张立肖、王飞霞、全娜、乔春雷、张宏斌、安叶娟、周定婷、杨巧丽、杨晓宇等同志也给予了帮助和关心。为了确保本书的科学性和实用性，我们参考、摘编、引用了《Nature》《Journal of Food Biochemistry》"Elsevier ScienceDirect"和"中国知网"等期刊（平台）上的很多优秀学术论文、科普文章以及《食品安全与卫生学》《Chemistry of Food Additives and Preservatives》《软饮料工艺学》《食品标准与技术法规》等著作、标准、法规及其他相关资料，限于篇幅未列出详细的参考文献。如果相关作者对文献出处有疑义，请随时与我们联系。在此一并致谢！

需要说明的是，尽管我们在学术、语言等方面下了很大的功夫，但由于学术水平和能力有限，加上食品与健康科学的复杂性，书中难免会有纰漏，恳请方家不吝指教。

编者
2017 年 11 月

第一章 蔬菜的秘密

第二章 水果的秘密

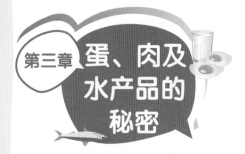

第三章 蛋、肉及水产品的秘密

第四章 粮油的秘密

第五章 饮品的秘密

第六章　糖果的秘密

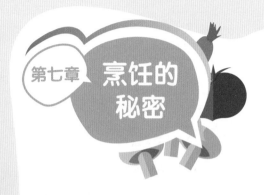

第七章 烹饪的秘密

第八章 保健的秘密

第九章 食品安全的秘密

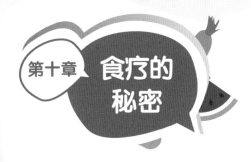

第十章 食疗的秘密

01

chapter
第一章

蔬菜的秘密

生吃茄子能减肥吗

茄子又叫作落苏，是十分常见的蔬菜。近年来，在民间流传着生吃茄子能减肥的说法，所以很多人试图通过生吃茄子来降低血脂、控制体重。事实上，关于茄子生吃就能去除人体胃肠道中油脂的观点是不科学的。茄子烹调时吸油，是在加热条件下吸油，在常温下即使把茄子泡在油里，也根本吸不了多少油。据了解，人之所以发胖，并不是因为胃肠道内有大量油脂，而是因为人体消耗的热量长期低于摄入的热量，导致能量过剩转变成脂肪储存在体内，从而造成肥胖。所以，认为生吃茄子就能吸掉胃肠道中的油脂从而达到减肥目的的理念是缺乏科学依据的。

巴西米纳斯联邦大学的科学家把生茄子加水做成匀浆，给小鼠喂饲，发现生茄子浆不能降低小鼠血液中胆固醇的水平，也不能防止动脉硬化症的发生。不仅如此，生茄子浆还能加剧氧化应激，使动脉硬化症患病风险增加。巴西圣保罗大学医学院的科学家通过临床试验发现，生茄子浆加橘子汁也不能使人体血液中胆固醇的水平下降。据此推断，通过生吃茄子来降低胆固醇或者降血脂，是很难奏效的。非但如此，生吃茄子还可能影响身体健康。茄子中含有茄碱等有害化合物，过多食用的话可能引起中毒，出现恶心、呕吐、腹泻、过敏等症状，甚至造成休克。研究发现，加热、烹饪等过程可以减少茄子中茄碱的含量。可见，把茄子做熟后再吃比生吃更加安全。

但是，茄子中所含的膳食纤维对于食源性肥胖、糖尿病等却是有一定益处的。膳食纤维没有热量，能在胃肠道中吸收水分而使其体积增大，使人产生饱腹感，减缓胃的排空速度，进而减少能量物质的摄入，并能增加粪便中脂肪的含量，从而起到控制体重的作用。可见，适当多吃茄

专家提示

通过生吃茄子来减肥降脂的做法是不科学的，甚至有的人生吃茄子后会出现过敏等病症。把茄子做熟后食用，可以补充膳食纤维等营养物质，对身体健康有益。

子有助于控制体重，但是这种作用跟茄子的生熟没有多大关系，因为烹饪温度基本不会改变膳食纤维的理化性质。在生活中，如果担心烧茄子、炒茄子中的油脂过多，那么可以吃蒸茄子、炖茄子等。

哪种茄子营养价值更高

从形状看，茄子有长茄子和圆茄子之分。长茄子普遍在南方种植，其皮中的水分含量很高，纤维也较细，质地柔软；而圆茄子在北方种植较多，其皮中的水分较少，纤维较粗，口感相对硬些。因此，

专家提示

茄子的营养价值可能与其形状、颜色存在一定的相关性。适量食用茄子，可以摄取维生素、矿物质、类黄酮、多酚等营养物质和活性物质。

圆茄子多以炒、炖为主，长茄子多以蒸拌为佳。研究发现，两种茄子的大部分营养成分含量没有显著差异，有个别营养素含量仅略有差异。长茄子中胡萝卜素含量高于圆茄子，维生素C、钙、钾含量略高于圆茄子，而维生素E、镁、锌含量略低于圆茄。

除了形状，茄子的颜色不同，其营养价值也有差别。泰国乌汶大学的研究人员对紫色中型圆茄子、白绿色中型圆茄子、绿色中型圆茄子、绿色长茄子和浅绿色小型圆茄子的化学成分及活性进行了比较分析，发现紫色中型圆茄子和白绿色中型圆茄子的类黄酮和多酚含量显著高于其他几个品种，其提取物的抗氧化活性也高于其他品种。进一步研究发现，茄子中类黄酮、多酚的含量与抗氧化、保肝活性紧密相关，类黄酮、多酚含量越高，抗氧化、保肝效果也就越好。

由此看来，紫茄子、圆茄子的营养价值似乎更高一些。在挑选茄子时，可优先选择紫茄子、圆茄子，重点选择紫色圆茄子和绿色圆茄子。

洋葱能降血脂吗

洋葱富含多种营养元素，而且对于降低血脂具有一定的功效。在20世纪70年代，法国有人将吃剩下的洋葱误打误撞喂给患有凝血病的马当作食物，不久发现这匹马的凝血病竟然被治愈了。这件事在当时引起不少科学家的重视，经过研究发现，洋葱降血脂主要是因为它含有二烯丙基二硫化物和含硫氨基酸，这种物质可以增强人体内纤溶酶的活性，并降低血液中胆固醇的水平，对医治动脉粥样硬化有积极作用，是一种天然的血液稀释剂。山东中医药大学的科研人员通过动物试验发现，洋葱具有降低血清胆固醇、调理血脂蛋白和改善动脉粥样硬化等作用。还有调查研究表明，洋葱与肉同食，能降低肉类中的脂肪在人体内的积累程度，降低患高血脂的风险。另外，科学家还发现洋葱中含有前列腺素A，它能降低血液黏度，舒张血管，减少血管的压力，从而起到降血压和稳定血压的作用。洋葱还含有一定量的谷胱氨酸，这种物质能延缓细胞的衰老，长期食用能够延年益寿。

专家提示

洋葱营养丰富，一般每天食用150克以内为宜。但是皮肤瘙痒以及眼部充血等眼疾患者应慎用洋葱。另外，肠胃病人也要慎吃洋葱，尤其有胃溃疡等胃肠疾病的老年人在食用洋葱时必须谨慎，以免刺激肠胃，导致肠胃不适，出现如胀气、腹部绞痛等症状。

红辣椒和青辣椒哪个好

红辣椒和青辣椒，是我们日常食用的两种蔬菜。红辣椒和青辣椒里所含有的胡萝卜素和类胡萝卜素，在体内经过一系列作用可转变为维生素A，能有效改善视力、防止夜盲症。辣椒中产生辣味的是一种叫作辣椒素的成分，而辣椒素有活血、驱寒、健脾的功效，适量食用辣椒可以促进唾液分泌，增进食欲。

除此之外，红辣椒本身还含有丰富的维生素A和维生素C。这些有效成分作为抗氧化剂，能中和体内的有害活性氧自由基，所以长期适量食用红辣椒，还有抗衰老的作用。青辣椒的果实一般较红辣椒大，辣味偏淡，主要作蔬菜食用，而红辣椒主要作为调味料。青辣椒和红辣椒一样，含有丰富的维生素C。另外，它还含有维生素K以及一些微量元素，对牙龈出血、贫血、坏血病等具有一定的防治作用。

红辣椒中微量元素含量从高到低依次为钙、镁、钠、锌、铁、铜、锰；青辣椒中微量元素含量从高到低依次为镁、钙、钠、铁、锌、锰、铜。意大利科学家研究了辣椒三个生长阶段（嫩辣椒、绿辣椒和红辣椒）的抗氧化活性，发现，嫩辣椒清除自由基的能力最强，绿辣椒抑制牛脑组织过氧化的能力较强，红辣椒和绿辣椒抑制亚油酸氧化的能力较强。辣椒的抗氧化活性与其中所含的多酚等化合物有关。

专家提示

红辣椒和青辣椒这一对"绝代双椒"都含有丰富的营养素和多酚等活性物质，都具有抗氧化活性，要判断它们哪个营养价值更高其实并不容易。但是，红辣椒和青辣椒的口味、色泽区别较大，消费者在日常生活中可根据烹饪需要选用。有的红辣椒、青辣椒非常辛辣，因此不可贪食，通常鲜辣椒每次食用不宜超过100克、干辣椒不宜超过10克，食用过多容易引发肠胃炎、痔疮等。

菠菜补铁是否给力

菠菜是较为常见的蔬菜之一，为多数人所喜爱。菠菜在春天生长茂盛、叶面肥大翠绿。菠菜含有维生素A、维生素B、维生素C、维生素D、胡萝卜素、蛋白质、铁、磷、草酸。其中，维生素B_2可以帮助身体吸收其他维生素，而充足的维生素A可以预防感冒。菠菜含有烟碱酸，所以口感略带涩味。菠菜中膳食纤维较丰富，因此可促进肠道蠕动，利于排便。不少人认为菠菜含铁量多，是最好的补铁蔬菜。菠菜补铁的能力到底如何呢？

1870年，国外出版的一本书中将菠菜含铁量的小数点印成了逗号，使数字增大了十倍，并促生了《大力水手》漫画书，从此，许多人认为吃菠菜能补铁和补血。贫血的人也常把菠菜作为补品而经常食用。事实上，吃菠菜是很难达到补铁的效果。这是因为菠菜虽然铁含量高，但它还含有抑制铁吸收的物质，如植酸和草酸。植酸、草酸与铁元素牢固地结合在一起，使铁不能"自由活动"而形成草酸亚铁，这种状态的铁被人体吸收的效率极低，大约只有3%的铁能被吸收。此外，高含量的草酸还易与身体本身的铁、钙结合形成沉淀，更加抑制了铁的吸收与利用。

专家提示

菠菜含铁较多，适量食用可以补充少量的铁，但是总体上讲，吃菠菜补铁的效果并不理想，不宜迷信或夸大菠菜的补铁作用。

菠菜营养价值高吗

菠菜含有大量的膳食纤维，具有促进肠蠕动、利于排便、促进胰液分泌、帮助消化的作用。菠菜中还含有丰富的胡萝卜素、维生素C、维生素E、钙、磷和一定量的铁等，能提供多种营养成分。菠菜中所含的胡萝卜素可以在体内转化为维生素A，并能维持正常视力和上皮细胞的健康。

奥地利的研究人员发现，人体摄入中等量的菠菜，能显著改变血液中叶酸和半胱氨酸的浓度，防止DNA碱基氧化损伤，表明食用菠菜对人体有益。叶酸是菠菜中最有营养价值的成分之一。因为叶酸是从菠菜叶中首次发现的，所以它被命名为叶酸。叶酸能促进骨髓中幼细胞成熟，如果人体缺乏叶酸，可引起巨幼红细胞贫血和中性粒细胞减少。叶酸对孕妇尤其重要，用于预防胎儿神经管畸形及唇裂等。

专家提示

菠菜营养价值很高，特别是其中叶酸含量较高，对于孕妇等特殊人群具有较好的营养保健作用。菠菜还具有抗DNA氧化损伤等作用，适量食用对人体大有裨益。

菜花和西兰花哪个营养价值更高

西兰花是一种草本植物，它含有丰富的营养物质，包括蛋白质、碳水化合物、维生素和胡萝卜素等，营养含量极高，因此被誉为"蔬菜皇冠"。菜花又名花椰菜，与西兰花同属十字花科，是甘蓝的变种，它的花和茎都可以食用，膳食纤维含量少，鲜嫩而风味独特，营养又丰富，深受人们喜爱。

从营养类型来看，两种蔬菜含有丰富的蛋白质、碳水化合物、矿物质、胡萝卜素和维生素A等。但是西兰花的营养成分比菜花高，尤其是胡萝卜素和维生素A。每100克西兰花中胡萝卜素和维生素A的含量，是菜花的200多倍。而每100克西兰花中钠、镁、硒、铜的含量略低于菜花，蛋白质、碳水化合物等含量略高于菜花。值得一提的是，西兰花中的维生素C含量为每100克51毫克，而每100克菜花中的维生素C含量为61毫克。因此，人们普遍认为的西兰花中维生素C含量最高的说法并不成立，但与其他蔬菜相比，这两种蔬菜的维生素C含量仍然是蔬菜之冠。

> **专家提示**
>
> 菜花和西兰花都是十字花科蔬菜，只是分属于不同的变种。菜花和西兰花的营养素种类相似，含量各有千秋，因此不必纠结于谁的营养价值更高继而偏爱、偏食谁。选择蔬菜既要考虑个人喜好，又要坚持均衡营养的原则。

为什么金针菇不容易消化

事实上，不光是金针菇，几乎所有蘑菇都不易消化。这是因为，金针菇等菇类很多都含有"真菌多糖"。它们被归类为膳食纤维，但这些纤维不同于蔬菜中的纤维素，它们更类似几丁质——蟹壳和虾壳的主要成分。

金针菇细胞壁中就含有几丁质，又称甲壳素，是导致其较难消化的主要因素，可以归为膳食纤维的一种。需要指出的是，纤维素也是膳食纤维中的一种，但是与几丁质不同。几丁质的结构类似于纤维素，它主要是由氨基葡萄糖和乙酰氨基葡萄糖通过糖苷键连接而成。由于受C2位置上的氨基、乙酰氨基的影响，几丁质的分子内和分子间氢键比纤维素的强，溶解性比纤维素的差，所需的溶解条件比纤维素的更高。鉴于几丁质和纤维素的结构十分相似，因此几丁质被认为是一种膳食纤维。

真菌多糖这种膳食纤维是一种很稳定的物质，弱酸弱碱不能伤它分毫。因此，我们的消化系统对这类物质几乎是束手无策的，这就是为什么金针菇不易消化的原理。

专家提示

金针菇等菇类食物对人体健康（如免疫调节）颇有益处，但由于其不易消化，因此每次不宜过量食用。

胡萝卜和白萝卜营养价值有何区别

白萝卜和胡萝卜就差一个字，口感和营养价值的差距却很大，都叫作"萝卜"，它俩却不是同一个属的植物：白萝卜是十字花科萝卜属的大白胖子，而胡萝卜是伞形科胡萝卜属的红脸壮汉。

俗语"一个萝卜一个坑"中提到的"萝卜"，以及《诗经》中"采葑采菲"吟咏的"菲"都是指白萝卜。和白菜、油菜、芥菜一样，白萝卜也是十字花科家族里的一员。白萝卜是两年生植物，它具有一只肥大的贮藏根，第一年用来存储养分，为第二年开花结子作准备。只要来年春暖花开，萝卜缨一返青就抽薹开花，而下面的白萝卜也就空了心，所以春天的白萝卜会发"糠"，原因就是如此。

白萝卜又叫小人参，原因是它富含大量的营养成分，对人体很有益处。俗话讲的"冬吃萝卜夏吃姜，不用先生开药方"就在一定程度上反映了白萝卜的营养保健功效。在民间很多人认为，白萝卜具有补气、通气的效果，生吃萝卜会打嗝放屁，熟吃则补气、养颜。

胡萝卜原产西亚，和白萝卜一样也是一种古老的蔬菜，只是它来中国的时间有些晚。胡萝卜的"祖先"是多年生植物，驯化之后一般就当一年生来栽培，胡萝卜的根虽然在样子上和萝卜类似，但是贮藏养分并不完全为了开花结果，而更主要是满足漫长冬季和早季的需要，正因如此，胡萝卜的贮藏根和萝卜的贮藏根在结构上有很大差别。

胡萝卜是伞形科胡萝卜属的一员，在外形上和萝卜有很大差异。胡萝卜的叶子像芹菜，长着浓密的毛。春天的胡萝卜也会抽薹开花，和白萝卜漂亮的花朵相比，胡萝卜的花更小更多，聚在一起像一把花伞，这个也正是伞形科名字的含义。

胡萝卜的营养价值很高，这个主要得益于它富含的胡萝卜素。胡萝卜素是制造维生素A的原料之一，所以多吃胡萝卜对眼睛很有好处。此外，胡萝卜也含有蛋白质、脂肪、碳水化合物、钙、磷、铁、钾、钠和多种维生素。

与白萝卜清脆并且带着淡淡芥子气味的风格不同，胡萝卜更像芹菜那样带着"胡"香味。正是这种特有的"胡"香味，它们和羊肉等带膻味的肉类更合得来。胡萝卜炖羊肉，加上小茴香（伞形科茴香属）这味道绝对会让口水直流。

📎 专家提示

白萝卜和胡萝卜的风味不同，营养价值也差异较大，消费者可根据菜肴要求和营养特性选择食用。

萝卜缨能吃吗

萝卜缨，又称萝卜叶、菜菔叶、萝卜秆、莱菔菜，是指十字花科蔬菜白萝卜的茎和叶。民间俗语曰："萝卜缨子是个宝，止泻止痢效果好"。

现代研究表明，萝卜缨中维生素C含量高出根（萝卜）2倍以上；钙、镁、铁、锌、核黄素、叶酸等矿物质元素含量比根高出3~10倍。特别是维生素K的含量远远高于其他食品，所以说萝卜缨是人体摄取维生素K的最佳食物，这种维生素能有效防止尿酸结晶和骨骼粗大。

此外，萝卜缨在补钙方面优势明显。以大豆为例，每100克大豆中的钙含量约为191毫克，但每100克萝卜缨含钙量约为110毫克，是蔬菜钙含量最高的。

萝卜缨的维生素A含量是西兰花的3倍，并含有丰富的

专家提示

萝卜缨富含维生素C、维生素K、钙、钼等物质，具有保护视力、预防结肠癌等疾病的功效，并且风味独特，是一种物美价廉的蔬菜。

水分，具有一定的保湿效果。萝卜缨的钼含量较高，钼是眼睛虹膜的重要成分，虹膜可以调节瞳孔的大小，以确保清晰的视野。因此，有一定的预防近视眼、老花眼、白内障的作用。萝卜缨的膳食纤维含量也很高，可预防便秘、结肠癌。但萝卜缨略辛辣，有淡淡的苦味，可以帮助消化，具有理气、健胃等作用。

在食用萝卜缨之前要将其先在开水里烫一下，以除去其中的植酸、草酸。中医认为，气虚血弱、体质虚弱、脾胃虚寒、虚喘之人应忌食萝卜缨。此外，萝卜缨不可与人参、首乌同食，因为这样会降低人参、首乌的功效。

苦瓜不适合哪类人群食用

苦瓜是中国传统的药食两用植物，由于它具有苦瓜甙和苦瓜素等成分而呈甘苦味。用苦瓜做成绿色餐，可为暑期的人们捎去几许清凉；用苦瓜泡制的凉茶，让人烦渴顿消。据《本草纲目》记载，苦瓜"苦寒、无毒、除邪热、解劳乏、清心明目、益气壮阳。"现代科学研究表明，苦瓜富含苦瓜甙、苦瓜素、多肽、碳水化合物、维生素、氨基酸等多种活

专家提示

苦瓜虽好却也不能天天吃、顿顿吃，而且不是人人都适合吃苦瓜。如果餐餐都吃苦瓜，造成饮食单一，反而容易伤身。饮食一定要多元化，不要一味地吃苦瓜，保证每天摄入营养素和活性物质充足才可能保护、增强机体免疫力。

性成分，具有降血糖、抗癌、抗病毒、增强免疫力等作用。

苦瓜虽然具有很多保健功能，但不是适合所有人群。譬如，学龄前儿童就不宜过量食用苦瓜。中医认为，苦瓜性寒，而儿童胃肠功能较弱，长期大量食用苦瓜可能会影响儿童的食欲，而且儿童的自控能力较差，所以过量食用苦瓜易伤脾胃。孕妇应慎食苦瓜，这是因为苦瓜含有奎宁，有刺激子宫收缩、引起流产的副作用。低血糖的人不应该长期大量食用苦瓜，苦瓜含有类似胰岛素的物质，具有降血糖的作用。此外，苦瓜中含有草酸较多，若过量摄取苦瓜，草酸摄入过量可能会和钙结合，在体内形成草酸钙结石。

黄芽菜变绿可以吃吗

黄豆芽在发芽的时候是不需要见光的，所以当黄豆发成黄豆芽的时候一直是黄色的。黄芽菜变绿是因为黄芽菜见到了光，发生了光合作用，所以会变成绿色，这是植物正常的见光反应，那么吃变绿的黄芽菜对人体也就没有害处。但是值得注意的是，如果发现芽菜变黑，并且芽菜上有发黏现象，那就不能再食用了，这是因为其中可能含有黄曲霉毒素，黄曲霉毒素有强致癌作用，而且毒性较大。

黄芽菜是营养丰富、味道鲜美的蔬菜之一，是蛋白质和维生素的重要来源。黄芽菜含有丰富的钾，有助于保持神经健康和心律正常，有助于预防中风，辅助肌肉正常收缩，还具有降血压的作用。虽然芽菜营养丰富，但是芽菜市场鱼龙混杂，选错芽菜更易导致身体损伤。在购买黄豆芽时，尽量挑选自然培育的豆芽，避免选择用化肥、激素催发的豆芽。

专家提示

芽菜营养价值丰富，建议大家适当多吃芽菜。黄芽菜变绿是可以吃的，对人体没有害处。发黑、变黏的芽菜不宜食用。建议消费者应当尽量选购自然培育的新鲜豆芽食用。

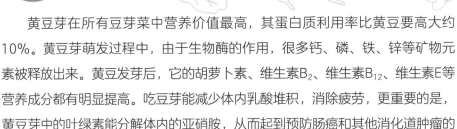

为什么秋冬季节必吃黄豆芽

黄豆芽在所有豆芽菜中营养价值最高，其蛋白质利用率比黄豆要高大约10%。黄豆芽萌发过程中，由于生物酶的作用，很多钙、磷、铁、锌等矿物元素被释放出来。黄豆发芽后，它的胡萝卜素、维生素B_2、维生素B_{12}、维生素E等营养成分都有明显提高。吃豆芽能减少体内乳酸堆积，消除疲劳，更重要的是，黄豆芽中的叶绿素能分解体内的亚硝胺，从而起到预防肠癌和其他消化道肿瘤的作用。

黄豆芽具有清热明目、补气养血、预防牙龈出血、预防心血管硬化、降低胆固醇等作用。豆芽中含有的维生素E能保护皮肤和毛细血管，防止动脉硬化，防治老年高血压。黄豆芽富含维生素C，因而也是美容食品。吃黄豆芽对青少年的生长发育、预防贫血等有很大帮助。常吃黄豆芽有健脑、抗疲劳、抗癌作用。黄豆发芽过程中，黄豆中的胀气物质被分解。近年来，人们还发现黄豆芽中存在一种硝基磷酸酶，可以降低癫痫发作。

秋冬季节天气干燥、气温较低，食用黄豆芽既能补充维生素、矿物质、氨基酸等营养素，又能预防心血管疾病等。在生发、烹饪、食用黄豆芽时应当注意以下几点。

（1）生发黄豆芽时注意豆芽不要生得过长；

（2）煮黄豆芽不要加碱，可加少量醋，以保持B族维生素不减少；

（3）烹调过程要迅速，或用油急速快炒，或用沸水略氽后立刻取出调味食用；

（4）加热豆芽时，要注意掌握时间，八成熟即可。没有成熟的豆芽往往带点涩味，加醋可以去除涩味，又能保持豆芽鲜脆。

专家提示

黄豆芽营养丰富，深受人们喜爱。秋冬季节是食用豆芽的合适季节。需要注意的是，目前市场上出售的无根豆芽很多是以激素和化肥催发的，即使看起来肥胖鲜嫩，但有一股难闻的化肥味，尽量不要食用。

如何鉴别化肥豆芽

豆芽脆嫩可口、味道鲜美，而且在其萌发过程中消耗了很多豆子里的营养成分（淀粉、蛋白质、脂肪），因此豆芽热量少，维生素C等营养素都大幅度增加。豆芽被认为是一种健康食品，有助于减肥，备受人们的青睐。豆芽一年四季都有卖，有些非法商贩为了谋取私利，用非法添加物（通常是化肥）浸泡豆子生发豆芽。化肥通常是含氨类化合物，在细菌的作用下可以转化为亚硝胺。亚硝胺是一种强致癌物质，人吃了这样的化肥豆芽，必然会损害身体。那么，如何鉴别化肥豆芽呢？

一看豆芽秆的形态和色泽。自然培育的豆芽芽身挺直、稍细，有较好硬度，脆嫩，光泽较白，而化肥豆芽的芽秆粗壮发水，色泽灰白。

二看豆芽秆的断面。将芽菜秆用手折断，如果断面有水冒出，很可能是用化肥浸泡过的芽菜；如果无水分冒出，通常是自然培育的芽菜。

三见豆芽根的形态。自然生发的豆芽，根系发达，无腐烂，而用化肥浸泡过的豆芽，短根，少根或无根。

四看豆粒的形状和颜色。自然培育的豆芽，豆粒正常，而化肥豆芽的豆粒发蓝。

专家提示

在选购豆芽时，最好先抓一把闻闻有没有氨味，再看看有没有须根。如果发现有氨味、无须根的豆芽，最好不要购买和食用。

如何鉴别催熟西红柿

西红柿营养美味，生吃可以补充维生素C，熟吃补充番茄红素。一般来说，西红柿比较生时，色青肉硬，有点涩口；熟透后则色红质软，水分多，生吃熟吃都较可口。但近年来市场上出现了一种奇怪的西红柿，其色彩红艳，果肉却很西红柿的营养价值高，保健效果好，长期食用西红柿有利于人体健康。人工催熟西红柿的口感比自然成熟西红柿的口感要差一些，但营养价值和保健效果受到的影响不大。消费者在购买西红柿时，可根据个人口味喜好以及市场供应情况加以挑选。

硬，熟吃尚可，生吃则又酸又涩。这就是用催熟剂催熟的西红柿。

使西红柿早熟的物质是乙烯制剂——乙烯利，用于喷洒在西红柿表面。没有成熟的西红柿人工添加乙烯利后，可起到催熟的作用。乙烯是一种植物激素，本身对人体没有危害，可以在自然情况下挥发，从而保证安全；然而乙烯利对人体有一定的负面影响。催熟的西红柿中有毒的茄碱含量较高。茄碱对人体中枢神经系统有干扰作用，对健康有害。因此，如何识别自然成熟的西红柿和催熟的西红柿呢？

一是从外观上区分。催熟的西红柿果皮发暗，颜色均匀，果蒂发黑。自然成熟的西红柿果皮有光泽，颜色分布不均匀，果蒂也是红绿相间。所以不要买黑色果蒂的西红柿。

二是从果实内部观察。把西红柿切开后，催熟的西红柿无籽或籽呈绿色，肉多汁少。自然成熟的西红柿籽呈黄色，而且多汁。

三是从口感上来区别。催熟的西红柿食而无味，口感略微发涩、发酸。自然成熟的西红柿吃起来是"沙"的，酸甜适中，味道鲜美。

怎样挑选优质山药

都说"冬吃萝卜夏吃姜"，那秋天又该吃些什么呢？我们的建议是，不论男女老少，山药都是秋季最佳的滋补食品之一。山药即薯蓣，根据口感可以分成脆山药和面山药，按照产地特色可以分成淮山药和怀山药。好多人不知如何挑选山药，下面为大家提供几种简单方法。

看表皮 表皮完整，颜色统一，硬度一致，没有异常斑块或斑点，通常为优质山药。如果表皮颜色不一，各处软硬程度不均匀，或者出现明显的黑斑或霉变，说明它可能已经受到机械损伤或者微生物感染。

看边缘　山药属于薯蓣科植物，木薯属于大戟科植物。前者价格较高，后者价格较低，有些不法商贩经常用木薯（干片）假冒山药（干

片）。山药的皮很薄，也很好削。有些木薯，削成干皮后，边上就会存留些厚皮。凡有厚皮的，一定是假山药。

用手摸　山药干片中含有大量淀粉，横截面呈乳白色，容易起粉，如果用手触摸，有滑腻的感觉，并且手上会沾上白色的细粉。假山药干片缺乏滑腻的感觉，也不容易使手上黏粉。

煮熟后辨别　煮后的山药有一种粉、烂的口感（铁棍山药除外）。

日常生活中，很多人在接触山药后皮肤瘙痒。导致这种皮肤接触性皮炎的因素主要是山药皮中所含的皂角素和黏液里的生物碱，皮肤接触这两种成分会出现瘙痒。如果皮肤干燥、皲裂或损坏，更容易有刺痛的反应。如果已经有发痒的症状，可以尝试以下方法。

（1）如果手接触山药后发痒，可先用清水洗手，擦干后涂抹陈醋或白醋，可能有助于缓解瘙痒感觉；

（2）先将山药清洗干净，然后将山药放在盛满清水的盆子里，用薄一点的金属饭勺刮山药皮，刮皮时手和山药都浸泡在水中，这样，皮很容易刮掉，山药不会发黑，手也不痒。

紫薯比红薯营养价值高吗

紫薯属旋花科番薯属，因其果实为紫色而得名，有一部分紫薯呈深紫色，甚至发黑，又叫作黑薯。紫薯含有大量的天然红色素，除此之外，还富含蛋白质、花青素和矿物质。有关研究表明，紫薯的营养价值要明显比普通的红薯高，其中

蛋白质、赖氨酸、铜、锰、钾、锌等是普通红薯的3～8倍，尤其是硒和碘的含量比普通红薯更是高出了20倍以上，而硒和碘又是很好的抗癌物质。紫薯具有很多很重要的生理功能，比如有提升肝功、降血压、防止动脉粥样硬化、抗衰老、预防便秘、预防癌症和肿瘤、抑制有害的胆固醇、美容养颜等功效，是绿色和无公害食品。

红薯又叫番薯，也属于旋花科番薯属。众所周知，红薯也具有很高的营养价值。更让人欣喜的是，日本国家癌症研究中心发布了常见20种蔬菜预防癌症的"排行榜"，其中红薯夺得榜首。在现代都市生活中，注重养生和体重的人们也是奉红薯为珍品，不单单因为红薯口感绵密，味道香甜，更重要的是，红薯作为优质的低脂肪、低热量食品，能够很有效地防止摄入的脂肪囤积在身体里。除此之外，红薯作为碱性食品，具有很重要的生理功能，它在人体摄入后，其中所含有的铁、钙等矿物质可以与肉、蛋等物质中的酸性物质发生中和反应，从而达到调节人体酸碱平衡的功能，因此红薯又被奉为"长寿食品"。掌握好食用红薯的时间和食用量能很有效地降低胆固醇，并且可以防止心脑血管等慢性疾病。

马铃薯营养价值不高吗

马铃薯因其具有较高的营养价值而被饮食专家称为"十全十美的食物"。研究表明，每100克鲜马铃薯含热量为66～113千焦，干马铃薯为1344千焦，因此对比其他食物的热值，我们会发现马铃薯属于低脂、低热食物。马铃薯的热量不但比谷物和豆类低，更是比碳酸饮料的热量低很多。马铃薯中含有非常丰富的维生素，其维生素C及B族维生素更是比苹果要高出好几倍，并且还含有人体必需而又难以合成的8种氨基酸，也不难理解为什么法国人会称马铃薯为"地下苹果"了。

马铃薯不仅食用营养价值高，而且对于特殊人群还具有一定的医疗保健作用。研究表明，马铃薯能够预防动脉粥样硬化及肝肾脏中结缔组织的萎缩，并且可以保持呼吸道和消化道的滑润。马铃薯富含各类维生素（维生素B_1、维生素B_2、维生素B_6、泛酸等）、氨基酸、蛋白质、微量元素、淀粉、纤维素等成分，对人体健康也有至关重要的作用，

经常食用马铃薯可在一定程度上延缓衰老。

有人担心食用马铃薯会发胖。事实上，马铃薯脂肪含量很低，用它代替部分高热量食物，可以有效地控制脂肪的摄入，同时还能起到代谢脂肪的作用。

香菜吃多了脸上会长斑吗

香菜，别名芫荽，是人们熟悉的提味蔬菜，状似芹，叶小且嫩，茎纤细，味郁香，是汤、菜中的常用佐料。中医认为，香菜既能起表出体外又可开胃消郁，还可止痛解毒，其特殊香味能刺激汗腺分泌，促使机体发汗、透疹。据《本草纲目》记载，"芫荽性味辛温香窜，内通心脾，外达四肢"。香菜的功效虽好，但却有这样一种说法，认为香菜吃多了会长斑，这个说法令爱美人士心怀忐忑，在香菜诱人的香味面前踌躇不前。

香菜被认为吃多了会长斑，这是因为它是光敏性植物。光敏性是指某些食物或药物成分使皮肤对紫外线更敏感，更容易因紫外线引起晒伤、发红和产生黑色素。光敏性植物通常含有呋喃香豆素，这是一类广泛存在于植物中的光敏化合物。一般认为，这类化合物能强力吸收波长为320~380纳

米的紫外线。在获得紫外线的高能量后，呋喃香豆素就像一颗颗"炸弹"，在细胞中搞破坏。在无氧条件下，它们与DNA结合，阻碍正常的复制和转录。当氧气不足时，他们破坏细胞膜，导致细胞死亡。在这个过程中，也会引起黑色素沉积，使皮肤起红疹、水泡、变黑。当然，这些症状的严重程度也受许多因素的影响，如身体状况、光照时间、接触的植物等。

回过头来看上面的病例，他们都是在与植物亲密接触后，暴露在灿烂的阳光下，引爆了呋喃香豆素这颗"黑色炸弹"。不过，我们不必担心太多，只需控制这些蔬菜的摄入量，并适当地阻挡紫外线（如涂抹防晒霜），就可以有效防止长斑。

然而，光敏化合物呋喃香豆素不是一无是处。这类化合物包括一系列的补骨脂素，可以用于皮肤科，治疗白癜风这种黑色素代谢紊乱疾病。

芹菜叶和芹菜茎哪个更有利于降血压

芹菜含有较多的铁和钙，是防治缺铁性贫血和补钙比较好的食物。芹菜能中和血液中过多的尿酸，有利于痛风患者。芹菜含有多种维生素，其中维生素P能降低毛细血管的通透性，增加血管弹性，降低血压，防止动脉硬化和毛细血管破裂等功能，是中老年人高血压患者的保健佳品。

营养学家发现，芹菜叶的营养成分远高于芹菜茎。其中，叶中胡萝卜素含量是茎的88倍，维生素C含量是茎的13倍，维生素B_1含量是茎的17倍，蛋白质含量是茎的11倍，钙含量是茎的2倍。芹菜叶中还含有芹菜甙、佛手甙内酯、挥发油，有降压利尿、增进食欲和健胃等作用，可作为防治高血压、动脉硬化、神经衰弱、小便热涩不利、月经不调的蔬菜。芹菜加热后，降压的作用有所下降，所以最好是生吃或凉拌，连叶带茎一起嚼食。

专家提示

芹菜是一种脆嫩而别有风味的香辛蔬菜，不仅营养价值高，而且具有辅助降血压等保健功能。

腌制类蔬菜真的会致癌吗

目前食品企业的加工技术水平差异很大，少数技术水平较高的企业用选择过的安全菌种，并严格控制发酵条件，以确保亚硝酸盐含量不超标。还有一些企业能严格按照传统工艺加工蔬菜，腌制、调味和发酵时间超过三周，甚至几个月，也能避免亚硝酸盐超标问题。从现有的检测报告来看，正规企业腌制菜产品中亚硝酸盐超标现象只是少数。

然而，一些小作坊、小摊贩制作的腌菜、酸菜、泡菜和其他产品缺乏严格的质量控制，生产过程混乱，无论是菌种、发酵条件、添加剂使用、贮藏运输等各方面都可能存在风险，质量难以保证。其实，并非所有腌菜都会致癌，只有腌了几天就吃的"泡菜"和被杂菌污染的腌菜可能会致癌。

根据目前我国腌菜类食品的抽检结果，正规企业腌菜产品存在的主要问题是防腐剂超标、糖精超标、亚硫酸盐超标等问题。为了避免腌菜过咸，一些企业减少了盐的添加量，但是这样不利于控制微生物的生长繁殖。于是，企业又会加入防腐剂，这样就容易造成防腐剂超标。为了提高腌菜的风味，一些企业可能会加入糖精。为了使腌菜的色泽更加美观，有些企业可能会漂白或加入色素。与亚硝酸盐相比，防腐剂、糖精、亚硫酸盐、色素等物质的毒性明显较低，但是这些指标超标的腌菜不能算作合格产品。

无论腌菜有多好，毕竟都是含盐较多的食物，其中的天然抗氧化成分也有很大的损失。因此，他们不能与新鲜蔬菜的营养价值相比。然而，腌菜中含有膳食纤维和钙、镁、钾等矿物质，乳酸发酵和醋酸发酵也可以产生少量的B族维生素，这些对人体是有益的，因此腌菜并非一无是处。

专家提示

按照国家标准和传统工艺生产的腌菜安全可靠，不必担心致癌风险。腌菜味道浓郁，作为开胃食品适当吃一点是无妨的，但如果把它作为一餐中的主菜，替代新鲜蔬菜，就不合适了。特别是慢性病患者和少年儿童，需要更多地食用新鲜蔬菜来预防疾病或促进生长发育，不宜多吃腌菜。

哪些蔬菜可以抵抗电脑辐射

现代办公和生活越来越离不开电脑，但长时间使用电脑，会对眼睛、皮肤以及身体机能造成很大的影响。那么，为了增加机体抵抗电磁辐射污染的能力，抵御电脑辐射，在日常的饮食中，我们应该摄入哪些食物呢？

一是西红柿、西瓜、红葡萄柚等红色水果。抗辐射武器：番茄红素。它具有很强的清除自由基的能力，抗辐射，增强免疫力，延缓衰老，还能大大改善皮肤干燥瘙痒等过敏症状。

二是芝麻、大蒜、蘑菇、麦芽、黄芪、鸡蛋和龙虾、金枪鱼等海产品。抗辐射武器：硒。微量元素硒具有抗氧化的作用，它能通过阻断身体过氧化起到抗辐射、延缓衰老的作用。

三种是芥菜、白菜、萝卜、豆类、红枣、橙子、猕猴桃等新鲜蔬菜水果和橄榄油、葵花籽油等。抗辐射武器：维生素E、维生素C。以上食物是两种抗氧化维生素的主要力量，可以减少电脑辐射引起的过氧化作用，像给皮肤穿上了一层盔甲，以减少对皮肤的辐射伤害。

四是绿茶等。抗辐射武器：茶多酚。如果不习惯喝绿茶，红茶、砖茶等也有效。茶多酚是抗辐射物质，可减轻各种辐射对人体造成的不良影响。

专家提示

"电脑一族"应该清楚地认识到，食物不能完全消除电脑辐射的危害，在使用电脑过程中，应当劳逸结合，并注意室内通风。

蔬菜生吃好吗

有人说，蔬菜生吃好，因为生吃不需要加工、烹饪，所以营养没被破坏；也有人说，蔬菜熟吃好，因为蔬菜做熟了更容易消化吸收。那么蔬菜生吃到底好不好？所有人群都适宜生吃蔬菜吗？

首先，从营养的角度来看，蔬菜的营养主要体现在富含膳食纤维、维生素、矿物质和一些抗氧化成分等方面。可能有人会认为，蔬菜做熟了会破坏一些水溶性维生素，如维生素C和叶酸，

专家提示

蔬菜生吃有利有弊，要根据蔬菜特性和个人体质等选择生吃或熟食。通常，脾胃虚弱、经常腹泻的人群以及老人和儿童最好选择熟吃蔬菜；严重便秘者可以适当选择生吃蔬菜。需要注意的是，生吃蔬菜要注意微生物污染，必须洗干净后再吃。

造成营养成分的损失，生吃最原生态，营养肯定更加全面。其实，这个观点有些片面。蔬菜中的大多数成分都不怕热，对于一些脂溶性的抗氧化色素，加热之后反而吸收会更好，因为加热之后细胞壁被破坏，有利于里面物质的释放，更利于人体吸收。事实上，维生素C和叶酸这类营养素通过吃新鲜的水果和其他食物很容易得到。除了营养物质外，蔬菜中通常还含有一些抗营养物质。例如，蔬菜中的草酸会妨碍钙、铁等矿物质的吸收。如果用沸水焯一下，大约可以去除80%的草酸，从而提高矿物质的吸收率。

其次，从卫生角度来说，生吃会涉及一些微生物、农药残留和亚硝酸盐等问题。做熟的蔬菜中，细菌、微生物的数量会大大减少，部分农药也会因高温而加速挥发或分解，亚硝酸盐因为缺少了微生物的作用，生成量也有所减少。

最后，从口感角度来说，不是所有的蔬菜都适合生吃。南瓜、西葫芦（角瓜）、芹菜、菠菜等蔬菜，生吃口感较差。

哪些蔬菜有抗癌作用

自然界中存在着许多防癌、抗癌的物质，其中人们最常接触到的便是蔬菜。大量研究结果显示，科学地选择食用蔬菜对癌症的预防十分有效。具有抗癌作用的蔬菜归纳起来有以下几类。

富含维生素C的蔬菜。维生素C能清除自由基，又能够阻止一种常见的致癌物质——亚硝胺的合成。富含维生素C的蔬菜有番茄、白菜、蒜苗、油菜、卷心菜、大葱、苋菜、菠菜、芹菜等。

富含维生素A的蔬菜。胡萝卜是抗癌蔬菜中的明星，它所富含的胡萝卜素是一种极为有效的抗癌因子。胡萝卜素能有效降低咽喉、食管和胃肠等上皮组织炎症的发生概率，可以防止某些致癌因素造成的基因突变，进而大大降低一些组织器官发生病变的可能性。胡萝卜素与维生素A密切相关，维生素A含量丰富的干辣椒、韭菜、白菜、南瓜、茧菜、油菜、菠菜、芹菜叶等均具有抗癌作用。

富含膳食纤维的蔬菜。膳食纤维并不能被人体消化系统分解吸收，却可以有效促进肠胃道的蠕动，使肠道内食物加速通过，并促使粪便及时排出体外，可以起到防治便秘、预防肠癌等作用。

十字花科蔬菜。有研究发现，十字花科蔬菜中的花菜、卷心菜、萝卜、莴苣等蔬菜可以防癌。卷心菜、花菜等蔬菜，富含能够抑制癌症诱因的物质——二硫酚硫酮，它们还含有微量元素钼，而钼可以阻止亚硝胺的合成。萝卜、莴苣等蔬菜中含有一种特殊的酶，能够分解亚硝胺，阻止致癌物质起作用。

除以上几类蔬菜以外，生活中还有许多常见的蔬菜，例如大蒜、洋葱等，也具有防癌、抗癌的作用。

蔬菜是否适合冰箱存放

人们普遍认为，不管什么蔬菜放入冰箱，都可以起到保鲜效果。事实上，每种蔬菜都有它适合的保鲜温度，有些蔬菜放在冰箱里，不仅起不到保鲜效果，还容易造成细胞被破坏、维生素C等营养物质流失，甚至会腐败变质，影响蔬菜的食用价值。

哪些蔬菜适合冰箱保存呢？绝大部分根茎类蔬菜和叶菜为喜凉蔬菜，其适合的存放温度为0~2℃，但不能低于0℃。菠菜、芹菜、小白菜、韭菜、茼蒿等绿叶蔬菜含水量大，放入冰箱冷藏，能减缓代谢速度，起到保鲜的效果，但是冰箱的温度应控制在0~4℃。大白菜、洋葱、胡萝卜、大葱的适合贮藏温度为0℃左右。

专家提示

不同蔬菜的贮藏温度各异，不能片面地认为只要把蔬菜放入冰箱便可保鲜，应当根据不同蔬菜的特点，选择适宜的方法进行贮藏才能达到预期的保鲜效果。

　　哪些蔬菜不宜存放在冰箱里？黄瓜、苦瓜、茄子、山药适合贮藏的温度为7~10℃；豆角放进冰箱保存会严重影响口感，因此，宜放在阴凉处保存；南瓜适合存放在10℃以上，放在冰箱里很快就会变软，失去其独特的味道；西红柿、辣椒等适合在10℃以上存放，低温冷藏后容易出现软烂或开裂现象，表面易变黑，时间长了会腐烂变质。土豆、红薯、萝卜、生姜等，由于其表皮较厚且含糖量较高，不易腐烂，也不必保存在冰箱里，在室内阴凉处贮藏。

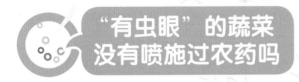

"有虫眼"的蔬菜没有喷施过农药吗

　　很多消费者喜欢购买"有虫眼"的绿叶菜和水果，认为这样的蔬菜水果肯定没有喷施过农药。事实上，有没有虫眼不能作为判断蔬菜水果是否安全的标准。遭遇过虫害并不等于没有喷施过农药，"有虫眼"的蔬菜水果可能是由于前期没有做好虫害防治，后期为了对付害虫的生长而喷施了更大剂量的农药，以期快速灭虫。可以说，"有虫眼"的蔬菜水果不但不安全，而且可能更加危险，所以不能把虫眼作为购买蔬菜水果的标准。

　　那么，买回来的蔬菜水果该怎么处理，才能食用更安全呢？

　　首先，蔬菜水果买回家后别急着吃。在气温较低的季节，蔬菜水果买回家后不妨在空气流通的环境中放上几天，有利于残留农药的自然分解。因为气温较低，所以无须担心蔬菜水果腐烂。在气温较高的季节，若担心蔬菜水果腐烂，可将其放在空间较大的冰箱里冷藏几天，也能帮助残留农药分解、挥发。

　　其次，尽量少用化学洗涤剂。应当少用化学物质，如洗涤灵、蔬菜清洗剂、高

专家提示

"有虫眼"的蔬菜水果未必没有喷施过农药。在目前的生产水平下，农药的适当使用是必要的，只要不超过国家标准就是安全的，不必过于担心。买回蔬菜水果后可以适当放置一段时间，有助于其中的农药残留分解、挥发。

锰酸钾等处理蔬菜水果，也不应该把蔬菜水果长时间地浸泡在水里，那样可能泡掉很多水溶性维生素。此外，烹调、加热也能破坏一部分农药残留。

无土栽培蔬菜和普通蔬菜哪个营养价值更高

无土栽培指的是使用人工基质代替天然土壤，或仅在育苗时使用营养液。无土栽培通过人为创造良好的根际环境取代土壤环境，可有效地防止土壤连作病害和土壤积盐造成的物理障碍，完全满足各种营养需要。无土栽培基础材料可循环利用，具有节水、节肥、省工、高产、优质等特点。无土栽培采用人工配制的培养基满足植物的营养需求。由于植物的营养需要随生长发育类型和生长阶段的不同而不同，因此培养基的配方也随之改变。营养液是由农业专家根据蔬菜自然生长状态下对养分的需求规律，利用化学肥料和有机肥料精确配置而成。在营养液供应充足的基础上，再加上适当的水、温度和光照，培养槽里的蔬菜就能和在土壤里种植的蔬菜一样成长。无土栽培的植物脱离了土壤，可有效地避免遭受到重金属污染。由于营养液可在一定程度上循环使用，所以90%的水溶性营养物质可以被作物吸收利用。

虽说是利用"水培"技术种植蔬菜，但对水的消耗量其实并不大。土壤栽培的灌溉水会由于渗漏而损失，而"水培"作物的耗水量大约只占土壤栽培的1/5～1/10。

专家提示

需要指出的是，虽然水生蔬菜有很多好处，但不是说只吃无土栽培蔬菜而不吃土壤栽培蔬菜，毕竟无土栽培蔬菜的生长环境与自然条件与普通土壤栽培蔬菜有所差异，这个差异对蔬菜营养价值或保健功能的影响并未完全阐明。

水生蔬菜的生长对蔬菜本身及水环境都大有益处。首先，水生蔬菜在水中扎根，充分利用水中的有害物质，自动转化为蔬菜生长所需的营养物质，种植者因此也不必专门管理水生蔬菜，既省肥料又省人力。其次，由于蔬菜生长在水中，病害大大减少，农药因此可以少用甚至不用。无公害、无污染的绿色水生蔬菜，安全性较高。再次，水生蔬菜利用根系吸收水中氮、磷等营养元素，能有效抑制有害藻类的过度繁殖，解决水体富营养化问题。

有机蔬菜、绿色蔬菜和无公害蔬菜有何区别

所谓无公害蔬菜是指蔬菜中的有害物质（如农药残留、重金属、亚硝酸盐）含量控制在国家规定的允许范围内，食用后不会对人体健康造成危害的蔬菜。绿色蔬菜是遵循可持续发展的原则，在产地生态环境良好的前提下，按照特定的质量标准生产，并经专门机构认定，允许使用绿色食品标志的安全、优质、营养的蔬菜。有机蔬菜源于有机农业生产系统，按照国际有机农业生产标准生产，由独立有机食品认证机构认证，并允许使用有机食品标志的蔬菜。

严格地说，无公害是蔬菜的基本要求，普通蔬菜应符合这一要求。绿色蔬菜是我国农业部推广的认证蔬菜。分为两大类，A级和AA级。其中，A级绿色蔬菜生产中允许限量使用化学合成的物质（如化肥），AA级绿色蔬菜更是严格要求在生产过程中不能使用化学合成的肥料、农药、兽药、饲料添加剂、食品添加剂和其他有害环境和健康的物质。从本质上讲，绿色蔬菜是从普通蔬菜向有机蔬菜的过渡产品。有机蔬菜被认为是最安全的蔬菜。

专家提示

有机蔬菜、绿色蔬菜、无公害蔬菜的种植条件和栽培措施不同，化肥、农药等的使用存在较大差异，因而在品质和价格方面也有一定的差别。消费者在购买蔬菜时，可根据个人要求、购买力等选择有机蔬菜、绿色蔬菜或者无公害蔬菜。

无公害蔬菜、绿色蔬菜、有机蔬菜的区别

蔬菜等级	化学农药	化肥	生长激素	转基因技术
有机蔬菜	禁止使用	禁止使用	禁止使用	禁止使用
绿色蔬菜 AA 级	禁止使用	禁止使用	禁止使用	没有规定
绿色蔬菜 A 级	限制使用	限制使用	限制使用	不限制使用
无公害蔬菜	限制使用	限制使用	不限制使用	不限制使用

脱水蔬菜在营养上和普通蔬菜一样吗

脱水蔬菜又称为复合蔬菜，是新鲜蔬菜经过水洗和烘干处理后，脱除蔬菜中大部分水后制成的干菜。蔬菜脱水后，成品具有体积小、重量轻、易复水的特点，便于储存和运输，能有效地适应蔬菜生产的淡、旺季节，保存时间可达半年以上。

新鲜蔬菜脱水干燥后，原来的色泽、营养和风味基本得到了保留。脱水蔬菜一般能有效保留膳食纤维，与普通蔬菜一样能促进肠道蠕动、改善便秘。脱水蔬菜虽然比油炸、盐渍食品好，但在加工过程中不可避免会造成营养损失。例如，一些水溶性营养素（如维生素B、维生素C）可能会在脱水过程失去，因此并不推荐长期食用脱水蔬菜来替代传统蔬菜。在日常生活中，偶尔可以选择食用脱水蔬菜，但是不能吃太多。

与普通蔬菜相比，脱水蔬菜往往有更多的热量。有些脱水蔬菜的零食看起来健康，其实它们热量很高。一包120克的胡萝卜干含有大约600卡路里的热量，这与油炸薯片的热量相当。所以，如果不想发胖，还是少吃点比较好。

专家提示

脱水蔬菜能够保留新鲜蔬菜大部分的营养素，可以适当食用。但是，无论采用什么技术，只要经过脱水加工，蔬菜里的营养成分都可能流失或被破坏，尤其是一些水溶性维生素会大量流失，因此不宜用脱水蔬菜完全代替新鲜蔬菜。

02

chapter
第二章

水果的秘密

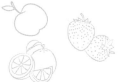

吃葡萄要不要吐葡萄皮

我们耳熟能详的绕口令"吃葡萄不吐葡萄皮"可不单单只有娱乐作用，其中蕴含着一定的科学知识，葡萄皮营养价值不容小视，但是大众在吃葡萄时，因为葡萄皮的涩味及表面可能覆盖农药残留物都要把皮剥掉才吃。那么吃葡萄到底要不要吐葡萄皮呢？

葡萄皮中含有白藜芦醇，它是一种功能活性物质，能够有效降低血液黏稠度，抑制血小板凝结和血管舒张，预防血栓形成，对缺血性心脏病、冠心病、高脂血症均有防治作用。有营养学家发现，葡萄皮中白藜芦醇的含量比葡萄果肉和葡萄籽更高。有哈佛大学学者在英国《自然》杂志发表的一篇研究报告指出，白藜芦醇对研发抗衰老药物及抗癌药物可能起到关键作用。青岛大学的专家发现，葡萄籽和葡萄皮的水提物均具有较强的自由基清除能力，这提示葡萄皮、籽对于抵抗和治疗由自由基引起的衰老和癌症等有一定的功效。巴西的一位科学家研究发现，葡萄皮（特别是紫葡萄皮）含有黄酮类物质，这类物质具有降血压、防止动脉粥样硬化、保护心脏的作用。葡萄皮中的花青素是构成其果皮颜色的主要色素之一，花青素是一种强效抗氧化剂，能够清除人体内的有害自由基，从而降低其对人体的损伤。除此之外，花青素还具有增加血液循环、增强血管弹性、松弛血管、降血压等生理功能。

专家提示

葡萄皮和果肉都具有一定的营养保健功效，吃葡萄时最好不吐葡萄皮，但是吃前应认真清洗，确保葡萄皮干净卫生。

 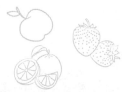

吃鲜枣有什么好处

鲜枣清脆爽口，滋味甘甜，不但含有丰富的膳食营养物质，而且还含有丰富的生物活性物质。有研究表明，鲜枣富含碳水化合物及多种维生素，尤其是维生素C含量很高。枣果中还含有较高的环磷酸腺苷、黄酮类化合物等，这些物质具有医疗保健作用，深受国内外消费者喜爱。

专家提示

鲜枣营养价值很高，适当食用应季的鲜枣可以补充维生素C等营养素。但是鲜枣不易保存，因此建议大家即摘即食或即买即食，切勿食用放置时间过长而霉烂的大枣，以免损害身体健康。

鲜枣不好保存，在常温下放置几天就会失去鲜脆的口感，因此大枣主要是加工成干枣供人们食用，但加工过程会使维生素C含量大大降低。除了加工成干枣以外，有人通过用白酒浸泡的方式把鲜枣制成醉枣来食用。醉枣不仅具有独特的风味，而且可以长期保存，因此醉枣深受很多人的喜爱。然而用酒泡枣会使鲜枣中的维生素C几乎全部被破坏，但是醉枣的钙含量较高，因此醉枣与鲜枣应根据自身情况选择食用。把鲜枣做成蜜枣是保存大枣的另一种加工方式，只是蜜枣的热量较高，减肥人群应该控制食用量。

鲜枣适合生吃，因为烹饪加工可能会破坏鲜枣的营养物质。干枣既能生吃，也能熟吃，用干枣煮粥或煲汤，能将营养成分很好地释放出来。中医认为红枣性温味甘，入脾经胃，有补脾和胃、益气生津、养血安神、解药毒的功能，因此在燥热的秋季将干枣用作食材来煮食物，将对身体大有裨益。与鲜枣、干枣相比，蜜枣所含的营养成分最少，含糖量却最高。因此，一般食客可选择蜜枣来熬粥，这样可以稀释蜜枣中糖的浓度，以免长期摄入过量的糖而造成血糖升高或肥胖。

橘子、橙子、柚子的营养价值一样吗

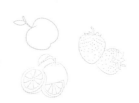

从植物学角度讲，橘子、橙子和柚子都是被子植物门、双子叶植物纲、无患子目、芸香科的植物。橘子、橙子和柚子的形态、气味、味道有很多相似之处，那么这三种水果在营养价值上有没有区别呢？

一般认为，柚子在这三种水果中的营养成分含量最高。柚子酸甜可口，含有丰富的维生素C及蛋白质，并且含有大量水分，除此之外还含有钙、磷、钾、镁等矿物质及维生素B$_1$、维生素B$_2$等。中医认为，柚子入肺、胃、肝、脾等经，可以养阴生津、化痰止咳，使脾气上升、胃气下降、肺气充盈。柚子因为其皮厚，故而能很好地保护果肉腐烂变质，故有"天然水果罐头"之称，一般柚子可以存放三个月之久都不会失去香味。

橙子外形和橘子长得很像，但是营养素含量要比橘子高一些。橙子也含有丰富的维生素C，还含有、钙、磷、β-胡萝卜素和柠檬酸等。中医认为橙子可消食和胃、生津止渴，特别是对咳嗽引起的胃气上逆、恶心等有良好的效果。

相比来说，橘子算是三种水果中营养物质含量最低的，但是与梨相比，它的维生素、蛋白质、矿物质的含量还是比较高的。中医认为，橘子可开胃醒酒、止咳润肺。中药中的陈皮即是橘子皮晒干后所得，可化湿祛痰、解毒止渴、治疗腰痛等。

吃西瓜要注意什么

西瓜有"夏季水果之王"的雅称，很多人都爱吃西瓜，但有些人群吃西瓜会给健康带来隐患。

糖尿病患者过量吃西瓜，会导致血糖升高，严重的还会出现酮症酸中毒反应。西瓜是清热解暑的佳果，但感冒的患者应该慎重食用。如果在感冒的时候吃西瓜，可能会使病情加重或延长痊愈的时间。西瓜利尿但不润肠，西瓜吃多了，体内的水分会通过尿液排出体外，进入肠道的水分就减少了，再由于受精神因素及食物膳食纤维摄入量少等因素影响，有的人会出现大便干燥，甚至便秘的情况。一般情况下，对于肠胃功能正常的人来说，多吃西瓜并不会引起便秘或腹泻。但生活中患有各种胃肠道炎症的人很多，他们精神和工作压力大，生活没有规律等，患有肠易激综合征的人也很多，这些人吃西瓜后可能会出现便秘或腹泻。肾功能不全的人肾脏对水的调节能力较低，对过多进入体内的水分，不能及时调节和

专家提示

西瓜汁多味甜，是消暑佳品。但是吃西瓜应当考虑个人体质状况，肠胃功能紊乱、糖尿病等患者应当慎食西瓜。

排出体外，导致血容量迅速增加，容易引起急性心力衰竭，甚至死亡。有人喜欢吃西瓜不吐籽，这样会导致腹胀、便秘、尿潴留和肠梗阻等。西瓜汁经人体吸收后，西瓜籽随着肠蠕动而逐渐集聚成团，从而导致便秘、腹胀，甚至引起肠梗阻、阑尾炎。

小时候，老人总是告诉我们："立秋的西瓜不能吃，吃了一定会拉肚子"。那么，到底立秋后的西瓜能吃吗？传统观点认为，秋后多吃西瓜容易造成脾胃消化不良，因此有胃肠道疾患的人不宜一次吃得太多，否则会使大量水分进入胃中，冲淡胃液，造成消化不良。立秋后的西瓜能不能吃，主要决定因素不在季节，而在于吃西瓜的人的体质。对于体弱者来说，脾胃易受外界环境、食物的刺激而发生肠胃功能紊乱，从而出现腹痛、腹泻等消化道症状，因此应当谨慎食用。

木瓜真的有那么神奇吗

木瓜的营养极为丰富，可以入药，俗话说"杏一益，梨二益，木瓜百益"。木瓜果实营养比较齐全，含有碳水化合物、蛋白质、脂肪、维生素和矿物质等多种营养成分，特别是碳水化合物、维生素C和胡萝卜素的含量最为丰富，含糖量可达鲜重的8%～10%，维生素C、胡萝卜素含量则比西瓜、香蕉高4～5倍。中医认为，木瓜味甘性平，有健脾胃、助消化、通便、消暑解渴、解酒毒、降血压、消肿、通乳、驱虫等多种功能。现代研究表明，木瓜含有的齐墩果酸具有广谱抗菌活性，能够抗菌消炎、降转氨酶、促进肝细胞再生、预防肝硬化、调节免疫、抗过敏、降血脂、降血糖。木瓜的黄酮类物质有稳定血管和毛细血管弹性、降低血压、增加动脉血流量、抗心律失常、抗溃疡等作用。木瓜的果胶能抗

专家提示

木瓜适宜慢性萎缩性胃炎、消化不良和肥胖症患者以及缺奶的产妇食用，不适宜孕妇、过敏体质人群食用。

辐射，促进人体内重金属盐的分解。木瓜的有机酸有帮助消化的作用。木瓜酶对消化不良和胃病有辅助治疗作用，对产妇还有一定的催乳效果。

芒果吃多了不好吗

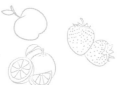

一般认为，大量进食芒果会引起消化不良或者腹胀，有时还会导致皮肤发黄。但是芒果的营养价值非常高，具有一定的保健功能。芒果含有碳水化合物、蛋白质、膳食纤维、矿物质和脂肪等营养成分，维生素A和维生素C的含量也很高，尤其是维生素C的含量高于橘子和草莓。芒果的膳食纤维含量丰富，膳食纤维能与胆汁盐（胆固醇的代谢产物）结合，然后排出体外，从而降低血清胆固醇的浓度，可有效预防高血脂和冠心病。芒果汁还可以促进胃肠蠕动，缩短粪便在结肠中的滞留时间，对预防结肠癌有一定的帮助。芒果是一种高胡萝卜素、高硒的食物，胡萝卜素能在体内转化成维生素A，有益于视力和皮肤黏膜的健康。通常，食用芒果不会对身体造成什么危害。

芒果富含芒果酮酸、异芒果醇酸、阿波酮酸、阿波醇酸等三萜酸，以及没食子酸、间双没食子酸、并没食子酸、槲皮素、异槲皮素、芒果酸等多酚类化合物。芒果引起的过敏甚至中毒，主要是由于芒果中的三萜酸和多酚类化合物所导致的。患有急性或慢性肾炎的患者不宜吃芒果。

专家提示

芒果具有较高的营养价值，一般人可以放心食用。由于芒果是富含蛋白质的水果，多吃易饱，因此饱餐后不宜食用，通常一天吃一个即可。

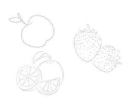

空腹吃山楂真的会吃出胃结石吗

山楂具有健胃消食、降血压的作用，是保健佳品。长期食用山楂能防治消化不良、高血脂、高血压、肥胖、脂肪肝、便秘和女性闭经等。需要提醒的是，山楂虽然好，但是孕妇和消化道溃疡患者不应多吃，另外，空腹时也不应多吃。山楂中果胶和单宁酸含量高，接触胃酸后容易凝结成不溶于水的沉淀，与山楂皮、山楂纤维和食物残渣等结合，形成胃结石。结石能引起胃溃疡、胃出血，甚至导致胃壁坏死和穿孔。老年人胃动力较差，进食后胃不能及时排空，山楂滞留在胃中也容易形成结石。

专家提示

很多人都知道吃柿子、黑枣易引起胃结石，但很少有人知道吃山楂也可能导致胃结石。因此，吃柿子、黑枣、山楂等食物时，最好不要空腹，一次不要吃得太多，以免引起胃结石。

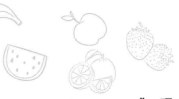

苹果皮有营养吗

国外有句非常有名的谚语："An apple a day keeps the doctor away"。现代科学研究表明，苹果富含维生素、蛋白质、膳食纤维、微量元素以及碳水化合物，还含有丰富的多酚、植物甾醇等。苹果果肉具有抗氧化、抗肿瘤、预防心脑血管疾病等作用。那么苹果皮有没有营养价值呢？

美国康奈尔大学的科学家们发现，苹果皮中含有多酚等化合物，这些化合物可以杀死人类的劲敌——癌细胞，并且

专家提示

苹果皮的营养价值和保健功能不容小觑，建议大家吃苹果时不要扔掉苹果皮。需要注意的是，吃苹果皮时务必要将苹果清洗干净，以免苹果皮中有农药残留，吃进去反而会给健康带来隐患。

可以增强机体抵抗肝癌、结肠癌和乳腺癌的能力。有研究表明，摄入苹果皮的量越多肺癌的发病率就越低，同时，苹果皮还具有预防心血管疾病和冠心病等功能。除此之外，苹果皮中还含有丰富的膳食纤维，因此常被用来制作膳食纤维饼干和膳食纤维面包。

梨生吃好还是熟吃好

梨为百果之宗，很多人都喜欢吃梨。中医认为梨有生津止渴、润肺止咳、降火清心等功效，尤其在干燥的秋天吃梨对身体健康大有裨益。但是在中医理论中，认为梨子属寒性水果，生吃过多对身体不利，而煮熟吃却不存在类似害处。消费者们关于梨生吃好还是煮熟吃好也是争议不止，下文就为大家详加说明。

有学者称，对于上呼吸道感染病的患者，生吃梨可以缓解咽干、咽痒、咽痛、声音嘶哑、便秘、尿赤等症状。将新鲜的梨子榨成汁与胖大海、冬瓜子、冰糖一起煮熟后饮用，对于容易上火、喉咙干涩、声音沙哑的人有很好的疗效。也可把梨子与冰糖一起隔水蒸，做成冰糖雪梨可起到滋阴润肺、止咳祛痰的作用。还有闻名中外的梨膏糖，就是用蜂蜜和梨一起熬制而成，对长期咳嗽的患者具有很好的疗效。但是煮熟、蒸熟的梨失去了生梨甜脆清爽的口感，有些人并不喜欢。生梨虽然保持了梨的原汁原味和口感，但是却不适合所有人群食用。

中医认为，梨子属于寒性食物，多食易伤脾寒胃，因而不建议脾胃虚弱的人过多食用。除此之外，也不建议脾虚便溏、慢性肠炎、胃寒病、寒痰咳嗽或外感风寒咳嗽以及糖尿病患者食用。此外，梨不应与螃蟹同吃，以防引起腹泻。这是因为梨性寒，而蟹也性寒，二者都是冷利之物，同食伤肠胃。女性生产之后、月经来潮期间或者有寒性痛史者亦忌食生梨。

专家提示

梨是"性价比"很高的水果，生吃、熟吃都可以摄入营养成分和活性物质，消费者可按照自身饮食偏好和营养保健需求选择生吃或熟吃。

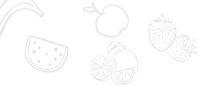

杏真的伤人吗

俗语说："桃养人，杏伤人"。杏真的会伤人吗？吃杏有害健康吗？

杏肉中含有丰富的营养物质，主要有赖氨酸、甘氨酸、谷氨酸等16种氨基酸以及钙、钾、镁等矿物质，还含有少量的膳食纤维素和果胶。杏肉中β-胡萝卜素的含量是众水果之冠，β-胡萝卜素通过转化成维生素A，可以有效预防肿瘤的发生，癌症患者在接受放射性治疗的时候适当多吃杏肉可有效防止超剂量射线对人体的损伤。杏仁中的硒含量远高于核桃仁、花生仁、葵花仁和松子仁。康奈尔大学的研究人员经过多年临床试验证明，定量补硒可降低癌症发病率。硒元素可以很好地保护肝脏，能非常有效地"打扫"肝脏内的垃圾，提升肝脏的新陈代谢。苦杏仁甙是杏属植物的特有物质，它是天然的抗癌活性物质，可以用来治疗癌症。杏仁油中含有丰富的不饱和脂肪酸、蛋白质、维生素、纤维素和微量元素，具有润肺健脾的作用。

中医认为，杏肉偏酸、性偏热，有小毒，过量食用会引起胃病，还易腐蚀牙齿、诱发龋齿。现代研究发现，苦杏仁中含有一定量的剧毒物质"氢氰酸"，过量食用会引起中毒甚至死亡。

📎专家提示

杏营养丰富，吃杏对人体有很多好处，但是必须适量食用。杏仁有甜、苦之分，未经加工的苦杏仁毒性较高，成人吃40~60粒，小孩吃10~20粒，就有中毒的危险。

"奶油草莓"是怎么回事

近年来，"奶油草莓"成了草莓中的明星，得到了男女老少的追捧。市场上"奶油草莓"的价格比普通草莓要高得多。有人说"奶油草莓"只不过就是普通草莓的一种，是商家用来赚钱的一个噱头。

事实上，我国国产的草莓品种有天香、书香、京桃香等。近年来，为丰富市场，我国从国外引进了不少品种，比如日系品种红颜、丰香、章姬等，欧美品种甜查理、达塞莱克特、卡麦罗莎等。

专家提示

草莓营养丰富，吃草莓有益健康。"奶油草莓"固然风味独特，但是毕竟价格昂贵。从营养学角度讲，所有品种的草莓都对健康有好处，消费者可以根据自身购买能力等实际情况加以选择，不要被商家的广告宣传所左右。

不同品种口感不同，譬如京桃香具有浓浓的黄桃香味，红颜的果味浓厚，而章姬有一股奶香味，因此被称为"奶油草莓"。可见，"奶油草莓"实际上就是章姬品种的果实。这个品种的草莓形长圆锥形，果实较大，果肉软而多汁、味甜，吃起来水嫩味美，深得消费者青睐。由于该品种口感好且产量相对较低，因此价格偏高。营养学专家指出，不同品种草莓的营养价值差异不大。所有品种的草莓都富含维生素等营养成分。草莓含有较高的维生素C，能够巩固齿龈、清新口气、润泽喉部，还可以帮助消化。研究发现，草莓还含有大量果胶及纤维素，可促进胃肠蠕动、帮助消化、改善便秘，预防痔疮、肠癌。

石榴汁有何妙用

中医认为，石榴性温、味甘酸涩，有生津止渴的作用。石榴汁富含维生素C、B族维生素、有机酸、碳水化合物、蛋白质、脂肪、矿物质、安石榴苷等，可以有效缓解消化不良、胃溃疡、冠心病和高血压等疾病，并对高血压、高血糖、高血脂、高胆固醇等疾病有良好的疗效。

石榴汁中含有抑菌成分，因此对于患有口腔炎症及口腔黏膜溃疡的患者可以用石榴汁漱口几次来缓解病痛。石榴汁还能起到明显的收敛作用，能够涩肠止血，加之其抑菌活性良好，可用来治疗腹泻和出血。有学者研究了26名老年人在饮用石榴汁前后空腹外周血抗氧化活性的变化，结果发现石榴汁能显著提高老年人的抗氧化能力，这说明常喝石榴汁可能具有延缓衰老的作用。美国加州大学有研究表明，石榴汁能够抑制前列腺癌细胞增殖、促进癌细胞凋亡，辅助治疗前列腺癌。

石榴中含有多种刺激性物质，如单宁、有机酸等。因而一次性食用过多会对牙齿造成一定的损伤，在食用石榴后最好立刻用清水漱口来降低其对牙齿的损伤。因石榴有收敛作用，故而急性炎症、感冒患者及便秘者等要慎食。

专家提示

石榴汁中含有维生素C、安石榴苷等活性物质，具有抗氧化、防癌抗癌等功效。适当喝石榴汁或吃石榴有益健康。

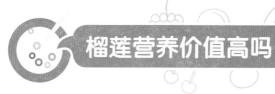 

榴莲营养价值高吗

榴莲被誉为"水果之王"，有俗语说"一只榴莲三只鸡"。其中蕴含了哪些科学知识？

研究发现，榴莲的营养价值极其丰富，首先榴莲中极高的碳水化合物及脂肪使其成为高热量水果之一，对于糖尿病患者、正在减肥和控制体重的人群来说它不是一个很好的选择。其次，榴莲含有丰富的蛋白质和维生素，其中维生素A、维生素B_2和维生素C的含量明显高于其他维生素。我们知道，维生素A又叫视黄醇能够维持和改善视力；维生素B_2又被叫作核黄素是机体内多种氧化酶系统不可缺少的辅基部分；维生素C能增强人体免疫力，预防和治疗贫血及坏血病，预防癌症。除上述营养成分外，榴莲中还含有7种人体必需的氨基酸及人体必需的多种矿物质元素，其中钾和钙是其较为富含的矿物质元素。从其营养成分可以看出，榴莲是一种营养均衡的水果，"水果之王"的称号绝非徒有虚名。

中医认为，榴莲营养价值不菲，对于身体较为虚弱的人群来说常食榴莲可以强

专家提示

榴莲中碳水化合物、维生素等营养素含量较高，一次不宜吃得太多。感冒、咳嗽和糖尿病患者，不适宜多吃榴莲。

身健体，同时榴莲也是那些长期受痛经困扰的女性的福音，因为榴莲具有良好的活血散寒、舒缓经痛的功效。

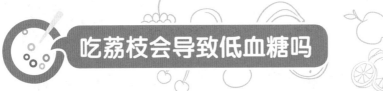

吃荔枝会导致低血糖吗

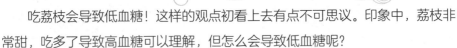

吃荔枝会导致低血糖！这样的观点初看上去有点不可思议。印象中，荔枝非常甜，吃多了导致高血糖可以理解，但怎么会导致低血糖呢？

面对很多人的疑问，中央电视台《是真的吗》栏目组曾做过一个试验，测试志愿者吃一斤荔枝前后血糖的变化，以检测吃荔枝是否会导致低血糖。4名志愿者在吃荔枝前血糖值分别是：5.8、5.2、5.7、5.4毫摩尔/升。在吃完荔枝大约1小时的血糖值分别为：3.8、6.0、6.3和6.1毫摩尔/升。由此可以看出，吃一斤荔枝，低血糖和高血糖的情况都有可能发生。那么，如何吃荔枝才是科学的？

研究发现，如果在空腹时吃了大量荔枝，可能会导致低血糖，出现头晕、出冷汗、手脚冰凉等症状，这是因为荔枝中含有大量的果糖，当人进食大量的荔枝后，果糖会刺激胰岛素分泌。胰岛素是机体内唯一降低血糖的激素，但分泌的胰岛素只作用于葡萄糖，虽然果糖会转化为葡萄糖，但是转化过程需要肝脏中转化酶的参与，当转化酶不够时，果糖就不能及时转化为葡萄糖，这时葡萄糖就会降低，而胰岛素在果糖刺激下还在分泌，这样就会导致低血糖的发生。但如果是吃完饭后额外补充荔枝，则不会出现低血糖，但可能会出现高血糖。

> **专家提示**
>
> 荔枝虽好吃，但进食应有度，一般每人每天食用量应控制在半斤以内。另外，高血糖人群在食用荔枝时应注意，一定要在血糖稳定的情况下进食才较安全。

发红的甘蔗能吃吗

　　甘蔗是我国南方广泛种植的作物，因为口味甘甜且水分充足而广受消费者欢迎。甘蔗中含有许多营养成分，包括丰富的蔗糖以及多种对人体有益的维生素和氨基酸。甘蔗还能改善口干舌燥、消化不良、便秘等症状。甘蔗虽然好处颇多，但食用前要小心谨慎，避免误食发霉变质的果肉而中毒。

　　民谚云："清明蔗，毒过蛇"。每年因误食变质甘蔗而中毒的病例会在3月前后集中暴发。如果发现甘蔗的果肉变成了红色，说明已经产生了霉变。误食霉变甘蔗而中毒的病发时间较短，有的仅十几分钟便可发作。中毒初期可能发生头晕、呕吐、视物不清等状况，进而眼球斜视，阵发性抽搐，四肢僵硬，甚至大小便失禁，最终昏迷，呼吸衰竭并导致死亡。有人即使幸存下来，也会因神经系统遭到创伤而留下后遗症，丧失生活能力。

　　既然霉变甘蔗的危害这么大，那在购买时就应挑选肉质白嫩、汁液透亮、味道甘甜的甘蔗。如果甘蔗表皮暗淡、质地松软、两端长毛，有酸霉气味则不要购买。甘蔗切开后，若发现有红、褐色或青黑色部位，则说明该部位已经变质，千万不能食用。

专家提示

　　发霉变质的甘蔗有毒，不能食用。

香蕉的热量高吗

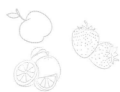

　　香蕉清甜软糯，营养价值也较高，因而深受广大消费者的喜爱。山西师范大学的科研人员经研究发现，相比于荔枝，香蕉的碳水化合物、蛋白质含量及能量均较高，确实应算在高热量食物的行列，香蕉果肉中的热量为376千焦/100克。由此看来，香蕉的热量在水果中算是比较高的。然而，作为世界四大名果之一，香蕉的营养保健价值也是不容小觑的。科学研究表明，每天一定量的食用香蕉可以帮助减少高血压、冠心病等的发病率，同时香蕉还可以降低血液中胆固醇的浓度，从而减少动脉粥样硬化的发生。香蕉含有多种维生素和微量元素，其中维生素

A是维持正常的生殖力和视力所必需的营养素，它有促进生长、增强机体抵抗疾病的能力；核黄素是保证人体正常生长和发育的营养素；其中所含的钾元素能够有效地降低血压并且减少肌肉痉挛的发生；镁元素可以在一定程度上消除疲劳。香蕉中维生素、矿物质等营养素含量很高，同时具有较高的热量，被世界上很多国家及地区当作主食来食用。对现代人来说，具有即食性且能长时间保持能量的香蕉可谓是最适合作早餐的食物之一。

虽然香蕉好处多多，但是中医认为香蕉属于寒性食物，因此体质偏虚寒者最好不要多吃。香蕉可以促进肠道蠕动，故不宜空腹食用。此外，香蕉含糖量较高，糖尿病患者也应慎食。

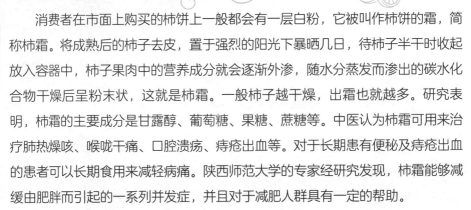

柿饼上有白霜好吗

消费者在市面上购买的柿饼上一般都会有一层白粉，它被叫作柿饼的霜，简称柿霜。将成熟后的柿子去皮，置于强烈的阳光下暴晒几日，待柿子半干时收起放入容器中，柿子果肉中的营养成分就会逐渐外渗，随水分蒸发而渗出的碳水化合物干燥后呈粉末状，这就是柿霜。一般柿子越干燥，出霜也就越多。研究表明，柿霜的主要成分是甘露醇、葡萄糖、果糖、蔗糖等。中医认为柿霜可用来治疗肺热燥咳、喉咙干痛、口腔溃疡、痔疮出血等。对于长期患有便秘及痔疮出血的患者可以长期食用来减轻病痛。陕西师范大学的专家经研究发现，柿霜能够减缓由肥胖而引起的一系列并发症，并且对于减肥人群具有一定的帮助。

正是因为柿霜口感甘甜清新并且具有一定的保健功效，因此消费者尤其对出霜的柿饼喜爱有加。目前在市场上消费者所见到的柿饼几乎个个披有一层好看

的白花花的"外衣"，特别能够刺激消费者的购买欲。天然柿霜的好处自然不必赘述，但是据业内人士透露，在市场中天然出霜的柿饼所占比例很少，多数柿霜皆是人为所致。据有关部门检测发

现，市售柿饼中添加的白霜主要是二氧化钛。虽然人体对食品用二氧化钛不吸收、不积累，食用后对人体也无明显的毒副作用，没有致癌危险，但是它也没有天然柿霜的保健功效。

需要补充说明的是，柿霜虽有诸多益处，但并不适合所有人群。糖尿病患者或者脾胃虚寒、脾虚泄泻者就不宜过多食用。

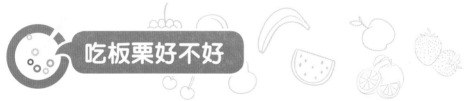

吃板栗好不好

中秋节前后正是板栗上市的好时节，大街小巷都能听到糖炒栗子的叫卖声，络绎不绝的食客们也是咽着口水排队购买板栗。那么吃板栗能给人体补充什么营养呢？吃板栗需要注意什么问题呢？

中医认为，板栗对脾胃虚弱、肾气不足、瘀青血块、身体水肿具有良好的疗效，尤其对身体较为虚弱的老人来说是滋补佳品。板栗可以作为肾虚、腿脚不便、脾胃虚寒、皮肤暗疮、筋骨疼痛等疾病的辅助治疗补品。板栗中维生素C含量丰富，可以预防和治疗骨质疏松，延缓衰老。板栗中还含有维生素B_2，对小儿顽固性的口舌生疮和成人口腔溃疡都有良好的疗效。板栗中还含有丰富的不饱和脂肪酸、维生素和矿物质等，这对高血压、冠心病、动脉硬化、骨质疏松患者能有良好的治疗功效。我国明代著名医药学家李时珍曾推荐一种板栗食疗方法，即

"以袋盛生栗，悬挂风干，每晨吃十余颗，随后吃猪肾粥助之，久必强健"。由于板栗较难消化，因而食用板栗时要充分咀嚼，直到口感无渣、成为浆液后再慢慢吞咽，如此对于板栗的保健功效具有良好的促进作用。

板栗虽然具有丰富的营养物质，并且有极佳的食疗效果，但是中医认为，板栗"生极难化，熟易滞气"，因此不建议脾胃虚弱、消化不良的消费者过多食用。患有糖尿病、风湿病的消费者以及婴幼儿也不要多吃。此外，新鲜板栗容易腐败变质，吃了发霉的板栗可能会中毒，因此腐烂变质的板栗不能吃。

孕妇该怎么吃水果

孕妇是特殊人群，所以在饮食营养方面要格外注意，否则对孕妈和宝宝可能造成不良后果。民间有很多孕妇饮食规则，比如"孕期吃桂圆，宝宝眼睛会和桂圆一样乌黑发亮""孕期吃冰激凌，宝宝出生后会抖下巴"。这些说法对不对，孕妈到底应该如何吃水果呢？

水果对孕妇的营养保健十分重要，但是在食用时要适量，并尽可能选择一些含糖量比较低的水果，如橘子、桃子、葡萄等，切不可无节制的进食西瓜等高碳水化合物水果。在怀孕期间，若是饮食不注意，很容易导致"妊娠糖尿病"。尤其正餐过后，如果食用了过多的高碳水化合物水果，对于孕妇来说，由于其运动量减少、体重增加，极易导致体内代谢紊乱、血糖升高，对婴儿和孕妈都可能产生一定的危害。所以，在妊娠期的女性如果要食用水果切记一定要注意时间及食用量，要严格进行控制，并且要注意卫生，生吃水果前，一定要及时清洗果皮。

专家提示

一般来说，水果对孕妇和宝宝都有好处。在妊娠的不同时期，食用不同的水果可能会有事半功倍的效果。孕妇在怀孕期间要注意定期检测各项身体指标，在保证自身和宝宝健康状况良好的情况下，合理饮食。

03

chapter
第三章

蛋、肉及水产品的秘密

虾皮能补钙吗

　　虾皮主要由毛虾晒干制成，小而松软的毛虾干品让人感觉很像虾皮，虾皮的名称便由此而来。虾皮可以用于各种菜类和汤类的增鲜提味，是中西菜品中不可或缺的海鲜制品。

　　虾的营养价值很高，蛋白质含量为每克100克，虾皮中含有约40克蛋白质，远远高于龙虾、黄鱼、鳗鱼等水产品和牛肉、鸡肉等肉制品。虾的另一个特点是矿物质的种类和数量都非常丰富，不仅含有淡水生物缺乏的碘，而且富含铁、钙、磷，每100克虾皮中含钙量991毫克，含磷量582毫克。虾皮还含有一种非常重要的活性物质——虾青素，它是目前最强的抗氧化活性物。日本科学家发现，虾青素有助于人消除时差。虾肉是软的，味道鲜美，容易消化，它很适合体弱多病的人群食用。虾皮还有镇静作用，可用于辅助治疗神经衰弱、自主神经紊乱等，所以经常吃虾对提高食欲和增强体质非常有益。

专家提示

虾皮虽然营养丰富，但利用虾皮补钙并不科学。因为虾皮中钙的百分比虽然较高，但是虾皮很小，钙的绝对含量并不高。另外，虾皮中钙的吸收率也比奶制品低，因为虾皮中钙、磷比例不如奶制品适宜，会影响钙的吸收率。所以靠吃虾皮来补钙并不现实，不如选择其他高钙食物。

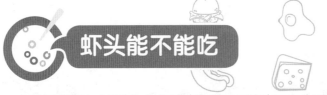

虾头能不能吃

　　我们常说的"虾头"是虾的头胸部，虾的头和胸分界不明显，合称头胸部。头胸部有个围心窦的结构，其中包括胃、肝脏、心脏、精巢或卵巢、排泄器官触角腺（因为是绿的，也叫绿腺）以及膀胱和排泄孔。虾的腹部只有一条直肠和肛门。虾头中非常美味的成分就是虾的卵，俗称"虾黄"，它的胆固醇含量比较高。想吃到"虾黄"可不是一件容易的事，只有母虾到成熟期，头颈处才会有"虾黄"。一般情况下，在吃虾时最好放弃虾头，因为虾头里大部分都是虾的排泄物、半消化的虾食，养殖的虾可能因为饲喂抗生素等药物存留到虾的腺体中不能及时代谢出去，尤其是有些虾是在重金属污染后的水体中长大的，有害物质可能在虾头累积。所以为了健康着想，最好不要吃虾头。

大闸蟹你吃对了吗

每年的十月，螃蟹油满黄多，也有说"秋天吃螃蟹为最庄严的事"。这是因为螃蟹的生长与季节有很大关系，螃蟹在秋季生长最旺盛，这时的螃蟹肉质细嫩，味道鲜美。

• 蟹鳃、蟹心、蟹胃、蟹肠真的不能吃吗

蟹鳃是位于大闸蟹的头胸甲（也就是平常说的蟹兜）下部两侧的器官，肉质呈指状。首先，由于鳃要进行呼吸，且和外界环境是联通的，因此外界的污染物可以直接接触到鳃。其次，由于鳃的表面积很大，因而有能力吸附更多的污物。再次，对于大闸蟹来说，鳃还扮演了一部分排泄器官的角色，其体内代谢所产生的氨等都是通过鳃排出体外。由此可见，鳃相对于肌肉和其他器官来说会累积更多的环境污染物和代谢废物，因此不宜食用。

蟹心是蟹的循环系统的一部分，周围还有心窦包裹，这些是血液驻留部分。甲壳动物血液中包含淋巴细胞和巨噬细胞，这些免疫功能成分可能会导致消化道敏感的人产生过敏反应，引起腹痛、腹泻等胃肠道综合征。因此，蟹心也不宜食用。

蟹胃和蟹肠都是蟹的消化器官。大闸蟹多以生活水域里的有机物为食，不可避免地摄入沉积于水底的污物，翻开蟹脐经常能看到黑色的蟹肠，这些都是取食

过程中摄入的污物。因此，蟹胃和蟹肠也不宜食用。

·大闸蟹"性寒"吗

大闸蟹"性寒"是一种广为流传的说法，"性寒"主要是食用大闸蟹后容易腹泻。但是，"性寒"并无严格的科学依据。那为什么有人吃了螃蟹会腹泻呢？

归结原因，有两方面。一方面，如上文所说，大闸蟹体内含有的致敏物质会引起肠易激综合征等，其重要表现就是腹泻。另一方面，微生物污染也是造成腹泻的重要因素。大闸蟹虽然有甲壳包裹，但其鳃部和外界直接相通。此外，在附肢分节处的膜质部分，也是微生物容易入侵的位置。大闸蟹的肌肉细嫩，一旦死亡，免疫系统就会失去作用，微生物就可能急剧增殖，从而产生各种毒素和胺类等组织分解产物。因此，如果蟹不新鲜，或烹饪后没有保存好，食用后就可能造成腹痛、腹泻等。

·螃蟹不宜和茶、柿子同食吗

有人说，茶和柿子内的鞣质易与蟹肉内的蛋白质发生反应，生成不易消化的化合物，从而引起腹痛等症状。但是，蛋白质和鞣质反应并非大闸蟹的"专利"，事实上几乎所有食物中的蛋白质都可以和鞣质反应，鞣质中"鞣"字的含义就是这类物质可与皮革蛋白反应而形成稳定化合物，从而起到鞣制皮革的作用。对于鞣质含量丰富的食物（如未成熟的柿子）来说，的确不宜和任何蛋白质丰富的食物同食，甚至不能空腹食用，否则会增加产生胃结石的风险。但是，鞣质与蛋白质同食能否对健康产生危害，与摄入量关系十分密切。也就是说，要达到能产生腹痛水平的蛋白质结合物，摄入的蛋白质和鞣质必须足够多才行。对于螃蟹20%左右的出肉率来说，要吃到腹痛并非易事。除非将螃蟹和柿子当饭吃，否则很难产生腹痛症状。当然，腐败变质的螃蟹以及对螃蟹过敏体质除外。

· 蟹黄胆固醇高吗

大闸蟹体内所含的胆固醇主要富集在生殖腺中，其含量可以达到总脂类物质的6%左右。不过，大闸蟹自身并无合成胆固醇的能力，富集的胆固醇主要来自于动物性食物的摄入。动物性食物摄入的越多，大闸蟹体内富集的胆固醇也就越多。长的饱满、发育良好的大闸蟹，往往含有较多的胆固醇。

是不是少吃蟹黄就能减少胆固醇摄入呢？不一定。除了生殖腺外，大闸蟹的肝胰腺和肌肉也是胆固醇富集的部位，其含量约为总脂类物质量的2%。值得注意的是，虽然在总脂类物质中所占的比例低，但由于肝胰腺所含脂类物质的质量及肌肉所占的体重总量较高，因此大闸蟹肝胰腺和肌肉内的胆固醇含量也不可轻视，尤其对于雄蟹来说，其体内80%以上的胆固醇都集中在肝胰腺内，雌蟹有40%左右的胆固醇存在肝胰腺内。

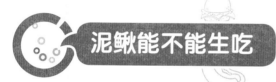

泥鳅能不能生吃

泥鳅肉质细嫩，营养丰富，是人们喜爱的水产品。它含有优质蛋白质，还有维生素A、维生素B$_1$、烟酸等维生素，铁、磷、钙等矿物质。泥鳅中烟酸能降低血液中胆固醇的浓度，缓解动脉硬化程度，降低心肌梗死等疾病的发病率。泥鳅所含脂肪和胆固醇较少，是典型的高蛋白、低脂肪食物。泥鳅含有的一种类二十碳戊烯酸的不饱和脂肪酸，具有一定的延缓衰老的作用。泥鳅体表附着的滑涎也有抑菌消炎的作用。男性常食用泥鳅可滋养强身。据中国医学科学院专家介绍，泥鳅有良好的滋养作用，富含赖氨酸，是精子形成的必要组成部分，所以吃泥鳅不仅能促进精子的形成，而且有助于提高精子的质量。泥鳅有在淤泥中寻找食物的生活习性，河流湖泊中沉积的污染物有时能通过食物链进入泥鳅体内。因此生吃泥鳅容易导致寄生虫类的疾病，那就得不偿失了。

专家提示

泥鳅被誉为"水中人参"，营养丰富，具有良好的保健食疗功效。生吃泥鳅不卫生，容易感染寄生虫病。消费者应该购买清洁、安全的泥鳅，做熟后食用。

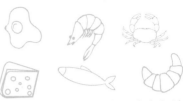

吃生鱼片安全吗

爱吃海鲜的朋友一定不会错过一种美味——生鱼片。但是近年来，吃生鱼片染上肝吸虫的报道越来越多。肝吸虫又称华支睾吸虫，大多通过淡水的鱼虾寄生的囊蚴进入人体，在人体的胆管内生长繁殖，不但会引起胆囊炎和胆管阻塞，还可能诱发肝硬化、肝胆肿瘤。很多爱吃生鱼片的人认为，蘸调料可以杀虫、灭菌，但是经科学试验发现，蘸着芥末，甚至是酒、醋和酱油也不能杀死肝吸虫。肝吸虫可以在醋中存活两小时，在酱油中可存活五小时。肝吸虫受不了热，90℃以上的热水仅需一秒即可杀死一毫米厚的生鱼片中的肝吸虫及其囊蚴，75℃的热水需要3秒，60℃则需15秒。

淡水鱼不应生吃，生活在淡水和咸水中的海鱼也不宜生吃，如野生三文鱼。美国科学家发现，所有迁徙的野生三文鱼都寄生了异尖线虫，部分寄生了裂头绦虫，这些寄生虫可以感染人体。但在海里养殖三文鱼并没有发现寄生虫，所以生活在海里的三文鱼才比较适合做生鱼片。但是这并不是说所有海洋鱼类都是可以安全地生吃。事实上，海鱼也能被寄生虫侵染，著名的异尖线虫就能在很多种海鱼或海洋生物体内寄生，人吃后会出现剧烈的腹痛或过敏反应。

杀死寄生虫的最好方式是加热，冷冻也是有效杀死寄生虫的方式。为了能够杀死鱼肉中的异尖线虫，欧盟规定所有的海产品必须在零下20℃冷冻24小时以上才能上市售卖，美国食品药品监督管理局则建议冷冻7天以上（如果是零下35℃可缩短为15小时）。冷冻后的生鱼味道可能略差些。

专家提示

淡水生鱼片最好不要吃，只有吃熟鱼才安全。为健康着想，爱吃生鱼片的人应养成良好的饮食习惯，不安全的生鱼片不吃，没有做熟的食物少吃，盛装生食和熟食的器具要分开，切了生肉的砧板、刀具要清洗干净。

鱼子的营养价值如何

　　鱼子即鱼卵，是一种营养丰富的食物，其中含有大量的蛋白质、胆固醇、钙、磷、铁、维生素等物质，每100克鱼子含有水63.85～85.29克，脂肪0.63～4.19克，粗蛋白12.08～33.01克，灰分1.24～2.06克。灰分中磷酸盐平均含量在46%以上，有利于人的大脑和骨髓。它含有丰富的维生素A和维生素B、维生素D，维生素A可以预防眼病，维生素B可以预防口腔溃疡、皮肤粗糙和发育不良，维生素D能促进钙的吸收和骨骼的生长，防治佝偻病。鱼子中丰富的蛋白质、矿物质、维生素及脑磷脂对人体尤其是儿童的生长发育极为重要，其中很多营养素恰恰是日常膳食中比较容易缺乏的。所以，从营养的角度来说，鱼子能促进儿童的生长发育，增强体质。但老人需要少吃鱼子酱，鱼子富含胆固醇，多吃对老年人的心血管和脑血管不利。

专家提示

鱼子虽然很有营养，但吃下去很难消化，所以在烹饪过程中一定要蒸熟煮透，也不要摄入过量。有些鱼子（如河豚）有毒，千万不能食用。

鱼头汤的营养价值高吗

　　鱼头汤"汤汁浓白、味美醇厚"，很多人以为它营养很丰富，事实上，从营养学的角度来看，鱼头汤的营养价值是比较有限的。

　　鱼头除了含蛋白质、脂肪、钙、磷、铁之外，最重要的是富含人体需要的卵磷脂及不饱和脂肪酸，它对大脑的发育尤为重要。然而，人们往往有一个关于鱼头营养评价的误区。鱼头汤不

专家提示

对于需要科学摄入蛋白质、维生素、膳食纤维的老年人以及"三高"（高血压、高血糖、高血脂）人群来说，常喝鱼头汤可能会导致脂肪、热量摄入超标。长期过量喝鱼头汤可能会影响膳食结构，造成营养失衡。

含有更多的蛋白质，相反鱼头汤的脂肪含量可能会更高一些，这对于糖尿病、高血压、高血脂或者高胆固醇人群来说进食鱼头汤并非有益。实际上，吃鱼头可能对身体有害，因为毒素往往集中在鱼头部，鱼头往往会出现重金属（如铅、汞）过多。所以鱼头汤对于一些人来说，虽然好吃，但应注意少食。

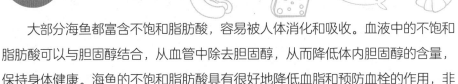

多吃海鱼能够降低胆固醇吗

大部分海鱼都富含不饱和脂肪酸，容易被人体消化和吸收。血液中的不饱和脂肪酸可以与胆固醇结合，从血管中除去胆固醇，从而降低体内胆固醇的含量，保持身体健康。海鱼的不饱和脂肪酸具有很好地降低血脂和预防血栓的作用，非常适合高胆固醇的人食用。鱼类油脂中含有大量的高级不饱和脂肪酸，与植物油相比较，其碳链更长，不饱和程度更高。营养学家认为，脂肪酸的碳链越长，双键的数目越多，降胆固醇的作用通常也就越好。可见，鱼类中含有比植物油更好的降胆固醇成分。

> **专家提示**
>
> 对于胆固醇高的人群来说，通过适当多吃海鱼的办法来降低胆固醇是非常有效的。普通人一周吃2～3次海鱼，有利于身体健康。

多吃海鱼能降低患糖尿病风险吗

近年来的研究发现，血液中不饱和脂肪酸的含量与糖尿病的发病率有一定的相关性。ω-3脂肪酸能改善超重人群的胰岛素功能，降低患2型糖尿病的风险。海鱼中含有较多的ω-3脂肪酸，每日补充一定量的鱼油，可以改善超重人群的胰岛素分泌。试验研究发现，服用

> **专家提示**
>
> 吃海鱼会降低罹患糖尿病的风险。需要注意的是，吃鱼的方式与ω-3脂肪酸的摄入量关系极大。油炸可能导致ω-3脂肪酸消失殆尽，所以吃鱼最好清蒸，老年人和小孩可以适当多吃清蒸海鱼。

十二周鱼油后，70%的人胰岛素功能有了明显的改善。

　　鱼肉中含有人体需要的必需氨基酸，其消化吸收率可达96%。此外，鱼肉还含有多种维生素，尤其是脂溶性维生素A、维生素D，能促进肝脏脂质代谢，减少糖尿病并发症。

如何挑选海蜇皮

　　海蜇皮是海蜇经过加工后的成品。海蜇是一种大型的食用水母，已经有1600多年的食用历史。海蜇皮具有很高的营养价值，同时还有多种医药作用。近年的研究表明，海蜇皮有防治高血压、慢性气管炎、哮喘、胃溃疡和单纯性甲状腺肿大等功能。

　　市售的海蜇皮价格有时差异较大，主要原因是海蜇有人造与天然之分。人造海蜇皮是以褐藻胶为主要原料制成的，营养保健功效远不如天然海蜇皮。怎样辨别人造、天然海蜇皮呢？前者呈白色，无光泽，咬食时无声响，而后者白里透红，有光泽，表面平滑，咬食时有清脆的响声，味道也好。

　　平日里我们应该如何挑选优质海蜇皮呢？首先要看颜色，优质海蜇皮呈白色或淡黄色，有光泽，无红斑也无泥沙。其次看肉质，优质海蜇皮的皮薄而大，坚韧不脆，手捏时肉质酥软，如果一捏就破裂，那就是腐败品。最后是嚼口感，如果有条件的话，可将洗净的海蜇皮放入口中咀嚼，若能发出脆响的咔擦声，并且有嚼劲，则为优质海蜇；若口嚼无韧性、无脆响，则为劣质品。

专家提示

海蜇皮含有蛋白质、氨基酸等营养成分，具有防治高血压等药用价值，是食疗、滋补的佳品。选购优质海蜇皮，是确保美好口感的第一步。海蜇皮的烹饪方法也很有讲究。海蜇一般都是经盐矾处理过的，所以要先放在清水中浸泡几个小时，并反复清洗、沥干后再烹饪、加工。

海参和海带哪个含碘量高

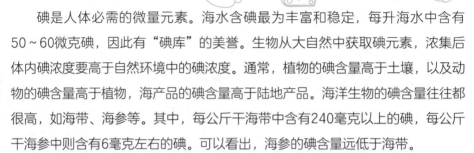

碘是人体必需的微量元素。海水含碘最为丰富和稳定，每升海水中含有50～60微克碘，因此有"碘库"的美誉。生物从大自然中获取碘元素，浓集后体内碘浓度要高于自然环境中的碘浓度。通常，植物的碘含量高于土壤，以及动物的碘含量高于植物，海产品的碘含量高于陆地产品。海洋生物的碘含量往往都很高，如海带、海参等。其中，每公斤干海带中含有240毫克以上的碘，每公斤干海参中则含有6毫克左右的碘。可以看出，海参的碘含量远低于海带。

人体碘的80%～90%来自食物，10%～20%是饮用水，5%来自空气，所以食物是人体碘的主要来源。胃肠道内钙、氟、镁对碘吸收有干扰作用，碘缺乏时对碘吸收有显著影响。当人体的蛋白质和热量不足，碘的吸收也会受到影响。

专家提示

海参、海带等海产品都含有微量元素碘，消费者可根据个人购买能力和烹饪需求进行选择。人体最好从食物中摄取碘，海带的碘含量较高，是摄取碘元素的良好食物来源。

怎么挑选海鲜

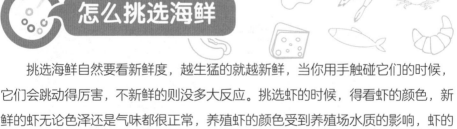

挑选海鲜自然要看新鲜度，越生猛的就越新鲜，当你用手触碰它们的时候，它们会跳动得厉害，不新鲜的则没多大反应。挑选虾的时候，得看虾的颜色，新鲜的虾无论色泽还是气味都很正常，养殖虾的颜色受到养殖场水质的影响，虾的体表通常是青黑色，色素斑点清晰明显。劣质虾的外壳无光泽，甲壳黑变较多，颜色发红，甲壳与虾体分离比较明显，虾肉组织松软，有异常的氨臭味。挑选鱼时，应当挑选规格齐整、鱼体健壮的鱼。如果鱼的外形异常甚至畸形，可能是在污水中长大的。新鲜鱼的鳃丝呈鲜红色，具有海水鱼的咸腥味。不新鲜鱼的鳃色变暗，呈灰红或灰紫色，黏液腥臭。新鲜鱼肉坚实有弹性，指压后凹陷立即消失，无异味。不新鲜鱼肉较松散，指压后凹陷消失得较慢，稍有腥臭味。挑选海蟹

的时候，一是看蟹壳，如果壳背呈黑绿色，带有亮光，则肉厚壮实；二是看肚脐，凸出来的，一般膏肥脂满；三是看活力，将海蟹翻转过来，腹部朝天，能迅速弹转翻身的，活力较强，而不能翻回的，活力较差，通常不够新鲜。

　　海鲜的价格与营养价值没有相关性，并不是越贵的虾营养就越丰富，不同价格、不同种类虾的营养价值区别不大。虾的价格主要与产地、产量、品种、季节以及生长条件（海水虾、淡水虾）有关。最好不要购买产卵时期的虾，因为产卵前的虾通常比产卵后的虾营养更丰富。购买螃蟹的时候也要注意时节，一般来说，农历八月，母蟹最肥，蟹黄足，而农历九月，公蟹最香，蟹脂多。夏季最好别吃醉虾和醉蟹，因为各种致病微生物、病原体在夏天繁殖得很快，而醉虾、醉蟹等生冷食品是微生物生长的最好巢穴，容易引发食源性疾病。

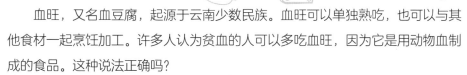

吃血旺可以补血吗

　　血旺，又名血豆腐，起源于云南少数民族。血旺可以单独熟吃，也可以与其他食材一起烹饪加工。许多人认为贫血的人可以多吃血旺，因为它是用动物血制成的食品。这种说法正确吗？

　　血旺中含有丰富的血红素铁，对于缺铁引起的贫血人群来说，食用血旺确实有较好的作用。存在于食物中的铁可分为两类：血红素铁和非血红素铁。血红素铁主要存在于禽类、鱼类、红肉及动物血中，人体对其吸收率较高。而非血红素铁大多存在于

豆类、谷类、瓜果、蔬菜等植物性食物中。非血红素铁要想被人体吸收，必须先在胃酸作用下转变为亚铁离子，同时，其吸收率还受其他食物成分的影响，如谷类、蔬菜中的磷酸盐、单宁等成分，因此非血红素铁的吸收率通常只有4%～7%。另外，有的食物能帮助铁的吸收，比如肉、鱼、禽以及富含维生素C的食物等。因此，缺铁引起的贫血患者可以适当多吃一些血旺、肝、肉、禽、鱼等食物。

但是，还有一种贫血是由叶酸或维生素B_{12}缺乏引起的，称为营养性巨幼细胞贫血。叶酸缺乏而造成的贫血，在处于生长发育期的儿童和青少年中较为常见，血透析者、甲亢患者及长期服用某种药物的人也有发病。而因维生素B_{12}缺乏造成的贫血则在素食者、部分胃切除者和老年人中较为常见。一般在动物肝脏、蔬菜和酵母中富含叶酸，维生素B_{12}在动物肝脏、肉类和大豆发酵食品中含量较丰富。同动物肝脏等食物相比，血旺中的叶酸与维生素B_{12}含量相对较低，因此食用血旺对营养性巨幼细胞贫血的食疗效果不够理想。要预防营养性巨幼细胞贫血，平时可吃些动物肝脏和新鲜果蔬食品。

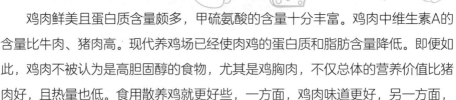

鸡肉的营养价值如何

鸡肉鲜美且蛋白质含量颇多，甲硫氨酸的含量十分丰富。鸡肉中维生素A的含量比牛肉、猪肉高。现代养鸡场已经使肉鸡的蛋白质和脂肪含量降低。即便如此，鸡肉不被认为是高胆固醇的食物，尤其是鸡胸肉，不仅总体的营养价值比猪肉好，且热量也低。食用散养鸡就更好些，一方面，鸡肉味道更好，另一方面，它可以降低药物（如抗生素）残留和重金属超标的风险。

由于鸡肉中含有一定量的胆固醇，因此，不适合以食用鸡肉作为主要食物。胆固醇的摄入量增加，容易诱发心脑血管疾病，如果老年人、女性每天吃鸡肉，

专家提示

鸡肉的主要营养物质为蛋白质和脂肪，因此可以补充人体必需的氨基酸和必需脂肪酸。但是鸡肉中欠缺钙、铁、胡萝卜素、硫胺素、核黄素、烟酸以及膳食纤维，需要配合其他食物食用。

那么就会有过量的胆固醇堆积在体内，这可能会增加脑血栓的形成和心脏病的发病率。

鸡汤和鸡肉哪个营养价值更高

中国人十分喜爱喝汤，尤其鸡汤自古就被认为是滋补佳品。很多人都认为鸡汤比鸡肉更有营养，所以他们只喝鸡汤不吃鸡肉。其实这种做法是错误的，鸡肉可以提供脂肪、维生素、钙，最主要的是多种蛋白质。鸡汤煲炖时，只有不超过总量10%的蛋白会溶入汤里。喝汤不吃肉等同于扔掉90%以上的优质蛋白质，这是非常可惜的。

在炖鸡汤的过程中，脂肪，维生素和钙容易溶解到汤中。脂溶性的芳香物质溶于脂肪，且随着脂肪溶解到汤中，这就是为什么汤的味道鲜美的原因。长时间的煮炖，虽然一些蛋白质和氨基酸可以从鸡肉中释放到汤中，但只有少量能真正溶解到汤中。因此鸡汤里的营养还是比较有限。相比较，长时间炖煮的鸡肉更容易被人体消化吸收，大量的蛋白质、脂肪、维生素等营养物质都包含在鸡肉里。所以从满足人的基本营养物质角度来说，鸡肉的营养价值高于鸡汤。

专家提示

鸡汤味道鲜美，具有一定的营养价值。但同鸡肉相比，鸡汤的营养价值稍逊一筹。不仅鸡汤如此，骨头汤、牛肉汤等也是肉比汤更有营养。值得注意的是，鸡汤中的脂肪含量较高，喝汤的同时也喝下了脂肪，所以对于想要保持身材的人来说，尽量少喝鸡汤。

你敢吃鸡屁股吗

鸡屁股是指鸡的肛门及其突出的腺腔上囊。在研究禽类免疫时，动物学家发现，囊壁充满了数以万计的淋巴结，淋巴结中存在吞噬能力很强的细胞——巨噬细胞。每当鸡吃了一些有毒污染物，如被杀虫剂杀死的害虫，沥青和车辆污染过

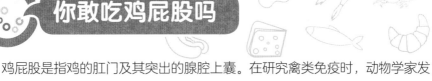

的粮食或饲料中的致癌物质，这些污染物中的细菌或其他致癌物质可被巨噬细胞吞噬，然后贮留在囊内。囊内的有毒、有害成分很难排出体外，即使鸡肉煮熟了也不能被分解、消除。因此，当人们把鸡的腔上囊吃下去的时候，等于吞食了有毒、有害成分。长此以往，等于埋下了致病的祸根。因此，鸡屁股最好不要食用。

专家提示

鸡屁股不能吃。同样的，鸡、鸭等禽类脖子附近的肉以及猪、牛等畜类头部某些区域的肉中，往往有较多的淋巴组织，如果蒸煮时间不够长，且经常食用也可能会造成人体免疫力下降或者诱发疾病。

 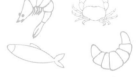

鹅肝有哪些营养价值

鹅肝含碳水化合物、蛋白质、脂肪、胆固醇和矿物质，有补血的功效。法国著名的鹅肥肝是从被过分饲喂的鹅体内取出的肝，通俗的说，鹅肥肝就是在鹅体内培育的脂肪肝。

鹅肉脂肪肝质地细腻，风味独特，被欧美评为世界三大美味。鹅肝含脂肪40%～60%，相当于烘焙使用的奶油。其中不饱和脂肪酸占总脂肪含量的65%～68%，剩余的三分之一是饱和脂肪酸。鹅肥肝中的不饱和脂肪酸等营养物质可提高人体内部分酶活性，调节钙磷代谢，降低人体血液中的胆固醇，预防心血管疾病，具有一定的营养和保健功能。

专家提示

鹅肥肝美味而又营养，但是需要适量食用。

 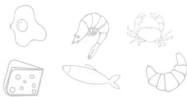

多吃猪头肉好吗

猪头肉无论是凉拌、卤制还是爆炒都各具风味，因此倍受消费者青睐。但是猪头肉最好少吃，因为猪头肉含脂肪太高，比如，每100克卤猪头肉含脂肪0.7克，其中饱和脂肪酸含量在90%以上。饱和脂肪酸被人体吸收后容易沉积在动脉血管壁上，时间长了容易形成血栓，引起动脉血管硬化和冠心病。此外，猪头肉中胆固醇的含量也非常高，过多地食用会造成心脑血管方面的疾病。猪头上淋巴分布比较多，淋巴是动物免疫排毒用的，故不宜多食。

部分色泽光鲜的卤猪头肉实际上是使用了人工色素。如果长期或一次性食用人造色素（如日落黄）含量过多的食物，可能引起过敏、腹泻等。摄入量过大，超过肝脏负荷时，会在体内蓄积，造成肝、肾损害。更有甚者，一些小商贩为了牟取暴利，非法掺加鸦片生物碱（即罂粟提取物，含有吗啡、可待因、罂粟碱等），生产的猪头肉有诱人的香味，经常食用可能会使人产生依赖性。

专家提示

猪头肉风味独特，是深受消费者喜爱的美食。购买猪头肉一定要通过正规渠道，另外不宜过多食用。

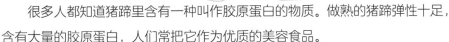

吃猪蹄可以美容吗

很多人都知道猪蹄里含有一种叫作胶原蛋白的物质。做熟的猪蹄弹性十足，含有大量的胶原蛋白，人们常把它作为优质的美容食品。

胶原蛋白是一种蛋白质，蛋白质用来构成人体皮肤、骨骼、肌腱、骨、血管等。我国自古以来就把富含胶原蛋白的食品当作补品，如阿胶、燕窝和鱼翅。

在人年轻时胶原蛋白和弹性纤维都保持在最佳状态，但是人的年龄大约超过25岁时，体内的胶原蛋白流失速度就开始加快，加上紫外线照射以及体内的氧化作用，都可能使胶原蛋白受到降解和破坏，失去原有的弹力，引起皱纹和脸部皮肤松弛。因此，很多人认为吃猪蹄等含较多胶原蛋白的食物可以保持肌肤水嫩丰润，留住青春。

专家提示

组成胶原蛋白的大部分非必需氨基酸，人体都可以自行合成，余下的必需氨基酸等也可以通过其他食物摄入。猪蹄的确含有较多的胶原蛋白，但是脂肪等含量也较多，摄入过多反而无益于身体。

猪蹄、牛筋、鸡翅、鸡皮、鱼翅、鱼皮及软骨中，含有胶原蛋白。平日里，多吃含胶原蛋白的食物，对于补充蛋白质、氨基酸等营养素有一定的益处。但值得注意的是胶原蛋白的性质非常稳定，不易消化，胶原蛋白是一种不完全蛋白质，必需氨基酸含量不完全，所以其营养价值不高。此外，猪蹄中的脂肪含量很高，吃多了可能会使血脂升高，并不适合经常吃。

猪膀胱能吃吗

猪膀胱，也叫猪小肚，是一种半透明的胶状胶体，具有很强的韧性，含有蛋白质、脂肪、碳水化合物、维生素和矿物质。中医认为，猪膀胱性甜，咸平，无毒，入膀胱经，具有缩小便、益脾补肾等功效。国外学者从猪膀胱中分离得到了一种促生长物质，能促进人体伤口愈合以及组织再生。据中国新闻网报道，一名美国士兵在战争中右腿受伤严重，常规治疗必须要忍痛截肢。但医生使用从猪膀胱中提取的促生长物质，加快腿部细胞生长，最终让他被炸伤的腿重新痊愈。从医学角度讲，这项治疗是一个极大的突破，如果此物质被证实有效用，不仅能帮助这样类同的患者避免截肢，还能应用到人体组织器官再生，治疗心脏病、皮肤病等。在作为药物时，猪膀胱通常是烘干后研磨成粉冲服。在作为食物时，可将猪小肚与枸杞或黄芪煲汤，还可以做成芡实猪小肚炖汤、茅根猪肚汤、车前草炖猪小肚、松仁小肚等。

专家提示

猪膀胱药食两用，适量食用可以起到一定的营养保健作用。

羊肉是"大补"的肉类吗

羊肉作为传统的药食两用肉类食品，在我国食用范围广泛，烹饪方法多样，尤其对于北方居民来说，羊肉是寒冷冬季进补的佳品。

羊肉含有蛋白质、脂肪、钙、磷、铁、烟酸、维生素B_2等多种营养物质。羊肉中各种必需氨基酸的含量很充足。羊肉虽含有较多的脂肪，但以不饱和脂肪酸居多。研究表明，不饱和脂肪酸对机体好处多多，尤其可以降低血浆胆固醇和甘油三酯。羊肉中所含有的必需脂肪酸还有助于妊娠和泌乳，并在一定程度上可保护皮肤微血管通透性。牛肉是众所周知的高营养价值、低脂肪肉类，但是相较于牛肉山羊的瘦肉、肝、肾、心和胃中维生素B_2的含量比牛肉还要高，且其中脂肪及胆固醇的含量要也比猪肉和牛肉的低。羊肉中含有丰富的优质动物蛋白、矿物质和脂溶性维生素，对老人、体弱者、孕妇、哺育期妈妈和青少年具有很好的保健作用。北方人冬季喜好食用羊肉，用它来补充大量的营养物质，并且还可御寒，但由于羊肉性热，故在食用后不可饮用过多的冷饮和冰水，否则会引起肠胃不适，甚至导致肠胃炎。

中医认为羊肉具有安五脏、补虚痨、益肾气、助元阳、开胃健脾、增强血液循环等功效，吃羊肉对防治肺结核、气管炎、哮喘、贫血、虚寒都有很好的效果。有人不喜欢羊肉的膻味，通过萝卜去膻法、米醋去膻法、橘皮去膻法、核桃去膻法、山楂去膻法等，都能起到一定的去膻效果。

专家提示

羊肉肉质细嫩，味道鲜美，含有丰富的营养物质，是食疗滋补佳品。

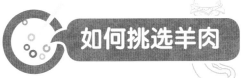

如何挑选羊肉

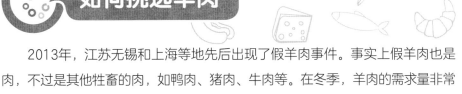

2013年，江苏无锡和上海等地先后出现了假羊肉事件。事实上假羊肉也是肉，不过是其他牲畜的肉，如鸭肉、猪肉、牛肉等。在冬季，羊肉的需求量非常大，而且价格很高，而其他肉类的价格比羊肉便宜，在利益驱使下，一些不良商家开始造假。

想要选到称心如意的羊肉，是有技巧的。首先要闻肉的味道，正常的羊肉有一股很浓的羊膻味，有添加剂或非法添加物的羊肉膻味很淡而且带有淡臭味，较次的肉有一股氨味或酸味。其次，看肉的颜色，一般没有添加剂或非法添加物的羊肉呈鲜红色，有问题的肉呈深红色。如果肉皮上无红点，就是好肉，相反，就是坏肉。第三，取决于肉壁的厚度，好的羊肉壁厚度一般为4～5厘米，加上添加剂或非法添加物的肉壁一般只有2厘米左右。第四，

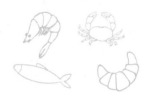

专家提示

消费者最好不要购买太过便宜的羊肉，贪图便宜可能会上当。

要摸它的黏度，鲜肉表面稍干或略湿，手不黏，不新鲜的肉表面干燥或黏手。最后，看肥肉部分，有瘦肉精的肉一般不带肥肉，几乎没有脂肪，脂肪是深黄色的。正常羊肉的脂肪中夹着一丝丝瘦肉，自然均匀分布，而假羊肉通常是肥瘦各占一侧，没有互相包容，用手一捏就会分开，烧熟更是碎成一片一片。

吃烤羊肉串不好吗

熏烤是肉类的重要加工方式之一，烤羊肉、熏鸡熏肉制品在我国具有悠久的历史，以味道鲜美而受到消费者的青睐。

羊肉串滋味的形成非常复杂，包括烧烤过程中添加的盐、糖、酱油等调味料的香味，熏烟中的香味成分，肉中碳水化合物、蛋白质及脂肪的呈味物质和反应产物。羊肉串的香味是由肉在受热过程中产生的挥发性气味物质产生的。到目前为止，分离出来的肉品挥发性物质有600多种，其中香气成分有300多种，这些物质交织在一起，使得羊肉串拥有独特的诱人风味。但在风味形成的同时，一些危害人类健康的有害物质也会出现，如苯并芘。苯并芘是世界上公认的致癌物。研究表明，通过膳食摄入的稠环芳烃（含苯并芘）量远远高于呼吸、饮水等途径，因此应当重视熏烤类和烧烤类食物中稠环芳烃的危害。

熏烤时用的燃料木炭等，在燃烧过程中也会产生稠环芳烃。肉中的油脂在200℃下发生热分解也会产生稠环芳烃。如果将蛋白类食物烤焦食用，容易使人体

专家提示

羊肉串等熏烤食物风味诱人，但是可能在烧烤过程中产生苯并芘等有害成分，因此应当尽量少吃烟烤羊肉串和烟熏食品，特别是烤焦的肉制品坚决不能吃。在居家生活中，炒肉时也要注意油温不宜过高，煎炸时间不宜太久。

罹患肠胃疾病。高温熏烤时油脂发生氧化，能致食品外观、质地和营养品质恶化，甚至产生致突变物质。熏烤肉制品在热加工中也会大量降低硫胺素等的含量，美拉德反应还会使肉中的氨基酸减少。

红肉和白肉哪个好

在食品和营养领域，通常将牛肉、羊肉和猪肉称为红肉，将鱼、禽肉称为白肉。红肉的特点是肌肉纤维粗，脂肪含量高；而白肉肌纤维细、脂肪含量低、不饱和脂肪酸含量较高。

流行病学调查发现，经常食用红肉的人有患结肠癌、乳腺癌、冠心病等的危险，而白肉则可以降低疾病的发病风险。美国学者研究发现，人吃红肉越多，结肠癌的发病率越高。根据摄入红肉的数量，最高摄入组的结肠癌风险比最低组高70%。每周食用红肉超过5次的男性患结肠癌的风险比每周食用1次红肉的人增加2.57倍。适当食用禽肉和植物油的人，患肠癌的风险明显降低。还有研究表明，食用红肉的女性比吃鸡肉、鱼和蔬菜的女性患乳腺癌的风险更大。

> **专家提示**
>
> 从某种程度上说，"宁吃天上飞禽四两，不吃地上走兽半斤"的说法是符合现代食品营养观念的。适当多吃白肉、少吃红肉，对健康有益。

吃香肠安全吗

香肠是将动物的肉绞碎成泥状，再灌入肠衣制成的长圆柱体状食品，可以用于保存肉类食品。香肠一般是由鲜肉做成的，为了使其保持鲜度、存放时间久一些，制作时会添加一定比例的亚硝酸钠作为防腐剂。亚硝酸钠在肉类蛋白中与胺反应结合，形成二甲基亚硝胺，这是一种强致癌物。亚硝酸钠必须按规定量添加到食品，不能超标。一般来说，每千克火腿肠或肉制品中亚硝酸钠的含量应少于

30毫克，每千克香肠、腊肉、
香肚、酱腌菜中的含量应少于
20毫克。按照国家标准加工生
产的香肠亚硝酸盐不会超标。
但是，摄入亚硝酸盐毕竟对健
康有害，因此，一般不要吃太

多的香肠。如果能在吃香肠的同时，适当地吃一些黄瓜、青椒、菠菜等新鲜蔬
菜，或者吃一些新鲜水果后再吃香肠，有助于降低致癌物对人体的危害。

 # 怎么挑选火腿肠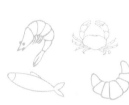

火腿肠是居家旅行的美味。市场上有的火腿肠存在严重的质量安全问题，购
买时应当慎之又慎。劣质火腿肠的选材、制作、贮存等，都可能造成各种问题。
比如，少数黑作坊用病死猪肉或槽头肉作为原料，过量加入各种添加剂（尤其是
作为防腐剂和着色剂的亚硝酸钠）甚至加入非法添加物。消费者在购买火腿肠时
注意以下小窍门，有助于远离问题火腿肠。

一闻气味。新鲜、优质的火腿肠，有香肠固有的香味；劣质的火腿肠很可能
会有一股酸溜溜的油脂味道或者是其他异味。

二看外观。优质火腿肠的肠衣紧贴肠肉，肠体干燥，有弹性；劣质火腿肠的
肠衣湿润而发黏，肠体也没有弹性。

三看切片。优质火腿肠的切面光泽油亮；劣质火腿肠的切面周围有淡灰色
环，在切火腿肠时肠体外环有松散的情况。

四尝口感。肥肉太多的火腿肠口感
较软，吃起来比较腻；淀粉或大豆蛋白
较多的火腿肠肉味较淡。建议购买火腿
肠时要注意看配料表，正规厂商都会将
火腿肠的淀粉含量标识出来。

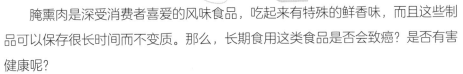

腌熏肉与癌症有关系吗

腌熏肉是深受消费者喜爱的风味食品，吃起来有特殊的鲜香味，而且这些制品可以保存很长时间而不变质。那么，长期食用这类食品是否会致癌？是否有害健康呢？

在制作腌熏肉或香肠的过程中，除了加盐，很多商家还会添加土硝（即硝酸盐），其目的是使肉品保持鲜红色。硝酸盐在亚硝基化细菌的作用下，可被还原成亚硝酸盐，亚硝酸盐与肉中肌红蛋白结合生成亚硝基血红蛋白，使肉制品呈现红色。消费者在购买香肠或腌肉时，往往会认为肉制品的颜色鲜红表示肉制品新鲜，其实这种颜色与肉制品新鲜度并无关联。家庭自制的腌肉和香肠一般不加硝，所以成品呈暗灰紫色，不够鲜红。

众所周知，亚硝胺是强致癌物，可由亚硝酸盐和仲胺（蛋白质分解的物质）在体内合成，因此含亚硝基化合物的物质可以在体内转变为致癌物。亚硝胺可以导致肝癌、胃癌、鼻咽癌、食管癌等，危害较大。

我国食品卫生标准规定，在肉制品中亚硝酸盐的残留量（以亚硝酸钠计）不得超过30毫克/千克。正规厂家生产的腌制品，亚硝酸盐含量不会超标，可以放心食用。个别小作坊为了吸引消费者，经常采用过量添加亚硝酸盐的方法改善烟熏肉的色泽，可能会使烟熏肉中亚硝酸盐含量超标，经常食用有患癌风险。

专家提示

家庭自制腌熏肉时，尽量不要添加硝酸盐。购买腌熏肉时要注意鉴别，肉制品的颜色越鲜红不代表肉品越新鲜。

烤肉怎么吃更安全

烤肉皮脆肉嫩，色泽诱人，香味浓郁。但是烤肉过程中可能会产生稠环芳烃（如苯并蒽、苯并芘），还可能产生丙烯酰胺，这些物质对人体有害，甚至有致癌作用。美味烤肉怎样才能吃得安全健康呢？

烤肉时，可在烤网上铺一层铝箔，这样可以减少木炭、煤炭燃烧产生的有毒物质与食物的接触，当然也可用铝箔将食物包好后再烤。

烧烤过程中容易产生致癌物质，适当多吃抗氧化食品，有助于减轻自由基等的危害。吃烤肉时可搭配些富含维生素C、维生素A的蔬菜（如青椒、胡萝卜、洋葱），还可搭配些香菇、洋菇等菇类一起进食，腌肉过程可选用葱、蒜、姜等作为调味品。烧烤酱不宜太浓，可用水稀释，或加入柠檬汁、大蒜和薄荷叶，以减少盐的摄入。高温有利于杀死致病菌和寄生虫，但注意不能把肉烤焦。

肉吃多了会变笨吗

美国宾夕法尼亚州立大学医学院的研究人员对31名年龄在18～65岁之间的健康成年人的饮食和日间心理健康进行了研究。结果发现，那些消耗更多含脂肪食物的人，更容易在白天昏昏欲睡，以及他们对外界的灵敏度也会受到影响。同时还发现，人的心理健康活动与白天在饮食中蛋白质摄入量无关。有学者指出，多吃肉食可能引起大脑多巴胺分泌旺盛，乙酰胆碱活性增强，导致情绪烦躁，欲望强烈，还会影响智力。从这个角度看，摄入过多的肉或脂肪很可能会影响人的精神状况和反应能力。

在生活中，总有吃得太多，使人昏昏欲睡的现象。血液流向胃肠后有助消化，脑相对缺氧，会表现为昏昏欲睡、头晕目眩，且进食较多，更容易犯困。当提供的能量超过人体所需时，多余的脂肪就会在体内蓄积，导致血胆固醇、甘油三酯和血黏度升高，降低血红细胞的携氧能力，容易造成大脑缺氧。缺氧的大脑反应很迟钝，使人变得昏昏沉沉。因此，营养学家建议均衡饮食中的碳水化合物、脂肪和蛋白质，最好根据职业特点和健康状况调整个人食谱，以避免摄入过多的脂肪。

知了吃了好不好

知了就是蝉。众所周知，蝉的成虫、若虫和蝉蜕皆可入药。最早被入药的据说是成虫，而现今广泛应用的则是蝉蜕。中医认为蝉蜕有祛风清热、宣肺利咽、平肝止惊等作用。我国医学古籍《神农本草经》把蝉列为"化生"类药材，随后又有更多的中医药专著描述蝉的生活史、采集办法、加工方式及药效。

蝉的若虫有很高的营养价值和独特的口感，尤其是刚出土的若虫，它具有最高的品质，是一种罕见的高蛋白、低脂肪的食物。中国营养学会研究表明，每100克蝉若虫，含7.19克脂肪，71.4克蛋白质，10.9克碳水化合物，30毫克钾，17毫克钙，8毫克锌。也有测定结果表明，每100g黄金蝉若虫含蛋白质72克，脂肪15克，灰分1.8克，并含有人体必需的钙、磷、铁和维生素。黄金蝉若虫的蛋白质含量是牛肉的3.5倍、猪肉的4.3倍、羊肉的3.8倍、鸡肉的3倍、鲫鱼的4倍和鸡蛋的6倍。因此，蝉若虫的蛋白质含量远高于普通动物肉和蛋。蝉含有多种必需的营养物质，对促进生长发育、补充机体代谢消耗、促进虚弱体质恢复有良好的辅助作用。是一种罕见的天然无污染的营养佳品。

专家提示

知了的营养价值很高，富含蛋白质、氨基酸，还含有多种维生素和矿物质。目前人工养殖知了的产业尚处于起步阶段，市场上销售的知了大都是捕捉后冻存的，因此在食用时要注意知了的来源和存放时间，避免食用变质的知了。

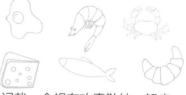

蝎子可以泡酒吗

蝎子具有千年的药用历史。据《本草纲目》记载，全蝎有攻毒散结、解痉、通络止痛等功效。对风湿、肩周炎等症状有显著疗效，并有防癌、抗癌作用。全蝎酒甘爽怡人，口感醇厚，色泽好，回味悠长，不但可以佐餐，还具有一定的保健功效，适当饮用可息风镇痛、解毒散结、通络止痛。

测定发现，蝎子酒含有人体所需的20多种氨基酸、牛磺酸、维生素和微量元素，无明显副作用，可提高人体的机能，对神经、心血管和肝、肾、皮肤、风湿病有良好的保健作用。

专家提示

食用蝎子或蝎子制品（如蝎子酒）应当遵照医嘱。

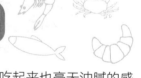

咸鸭蛋出油了还能吃吗

剥开一个煮熟的鸭蛋，很难从蛋黄中找到一滴油，吃起来也毫无油腻的感觉。可是在熟的咸鸭蛋蛋黄中，却经常可以看到黄色的油滴冒出来，这是什么缘故呢？咸鸭蛋出油了还能吃吗？

科学家通过化学分析发现，鸭蛋不仅含有丰富的蛋白质，而且含有多种脂肪，这些脂肪大部分存在于蛋黄中。除了脂肪，蛋黄中还含有丰富的蛋白质。蛋白质是一种功能强大的乳化剂，能使蛋黄中的脂肪分散成非常小的小滴，外面的每一小滴都包裹着一层蛋白质和水，这样形成的乳状液很容易蒙蔽我们的眼睛和舌头，脂肪好像不见了。但是鸭蛋用盐腌过之后，盐渗入鸭蛋中，降低蛋白质

专家提示

咸鸭蛋在常温下一般可以保存9个月，在冷藏条件下可以保存12个月。出油的咸鸭蛋可以正常食用，注意不要吃过期或者有异味的咸鸭蛋。

在水中的溶解度，使蛋白质沉淀出来，这个作用称为盐析。原本作为乳化剂的蛋白质沉淀以后，乳浊液的稳定性就被破坏了，蛋黄中的一部分水分就被迫往外渗透，脂肪浓缩积聚。那些原来分散成极小的油滴，彼此聚集融合，就变成了大油液。煮熟以后，蛋黄内的蛋白质完全凝固，这时，我们用肉眼就能看见蛋黄中的油脂了，甚至有的油会主动溢出。所以，咸鸭蛋流出的油其实是蛋中原本就有的，可以放心食用。

鹅蛋有哪些营养价值

　　鹅蛋的个体很大，每颗重225～280克，是普通鸡蛋的4～5倍。鹅蛋吃起来有些油腻，草腥味较重，质地略显粗糙，风味不如鸡蛋和鸭蛋。中医认为，鹅蛋性温味甘，有补中益气的作用。现代研究表明，鹅蛋中含有丰富的营养成分，包括蛋白质、脂肪、卵磷脂、维生素、钙、铁、镁等。鹅蛋中的矿物质主要存在于蛋黄内，铁、磷和钙含量较多，也容易被人体吸收利用。鹅蛋中富含维生素A、维生素D、维生素E、核黄素和硫胺素等。鹅蛋所含的蛋白质主要是蛋清中的卵白蛋白和蛋黄中的卵黄磷蛋白。鹅蛋蛋白质是完全蛋白质，含有人体必需的各种氨基酸，并且易于被人体消化和吸收，但其蛋白质含量低于鸡蛋。鹅蛋中的脂肪绝大部分集中在蛋黄内，含量高于其他蛋类。脂肪中有较多的磷脂，其中大约一半是卵磷脂，它对人脑及神经组织的发育有重要作用。

> 专家提示
>
> 鹅蛋与鸡蛋、鸭蛋等蛋类食物一样，都含有较丰富的蛋白质、氨基酸、脂肪、维生素和矿物质，是理想的营养食品，一般人均可食用，每天吃半个到一个较为适宜。

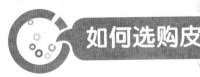
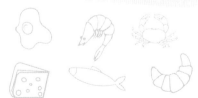

如何选购皮蛋

　　传统皮蛋的加工原料包括烧碱（氢氧化钠）、食盐、茶叶等。然而，市场上出售的个别皮蛋，是用工业硫酸铜腌制的，目的是为了缩短固化时间。这种工业硫酸铜化学试剂，常含有铅、砷和镉等有害元素，如果用于食品加工，很可能导致食品重金属含量超标。因此，选购优质皮蛋显得尤为重要。

选购皮蛋有个小诀窍是一看标签，二看蛋壳，三摇鸡蛋，四尝滋味。

一看标签。选购皮蛋首先需要注意是否有质量安全标志。如果有QS标志（SC认证），说明它是正规厂家生产的产品。

二看蛋壳。剥去皮蛋包泥，观察蛋壳，如果蛋壳完整，呈灰白色，没有黑斑的为上品。如果蛋皮开裂，在加工过程中可能渗入过多的碱，会影响风味，同时细菌也可能从裂纹处浸入，从而使皮蛋变质。一般来说，铅、铜等重金属含量较高的皮蛋，蛋壳表面斑点较多，也能看出蛋白质部分呈深绿色或偶有黑色。

三摇鸡蛋。将皮蛋放在手掌中轻轻地掂一掂，品质好的皮蛋颤动大；无颤动的皮蛋品质较差。把皮蛋放在耳朵旁边摇，质量好的皮蛋没有声音；质量差的皮蛋有声音，而且声音越大质量越差，甚至可能是坏蛋或烂蛋。

四尝滋味。如果是合格的腌制皮蛋，蛋白弹性较大，呈暗褐色且有松枝花纹，蛋黄外围呈黑绿色或蓝黑色，中心是橙色的。切开皮蛋，蛋的断面颜色多样，色、香、味、形俱佳。

鹌鹑蛋和鸡蛋哪个更有营养

鹌鹑蛋被认为是"动物中的人参"，是脑力劳动者的最佳补养品，营养极为丰富。鹌鹑蛋很小，一般只有5克左右。

在美国营养学家对鹌鹑蛋和鸡蛋的主要营养成分进行了比较，结果表明，每100克鹌鹑蛋和鸡蛋的营养含量分别为:蛋白质13.1克和14.8克；脂肪11克和11.6克；糖0.4克和0.5克；钙64毫克和55毫克；磷226毫克和210毫克；铁3.65毫克和2.7毫克；维生素A300国际单位和1440国际单位；维生素B₁0.18

毫克和0.15毫克；维生素B$_2$0.79毫克和0.31毫克；烟酸0.15毫克和0.1毫克；维生素B$_6$0.02毫克和0.12毫克。人体所需的氨基酸含量，鹌鹑蛋比鸡蛋赖氨酸含量高，而鸡蛋比鹌鹑蛋亮氨酸、异亮氨酸、蛋氨酸、苯丙氨酸、苏氨酸等含量高。临床研究证实，鹌鹑蛋可辅助治疗水肿、高血压、糖尿病、贫血、肝大、肝硬化等疾病，还可以预防吃海鲜产生的皮肤过敏和一些药物过敏。

在选择吃鹌鹑蛋还是鸡蛋时，不同的人可以灵活些。例如，6岁以下的儿童可以选择吃鹌鹑蛋，每天吃1～3只（3～4个鹌鹑蛋，相当于一个鸡蛋），因为鹌鹑蛋中的磷脂含量很高，有助于孩子的大脑发育。学生学习负担重，用眼多，可以选择吃鸡蛋，每天吃1～2个，因为鸡蛋中维生素A含量很高，有利于视力的发育。不论是鹌鹑蛋还是鸡蛋，以蒸或煮的方式吃最好，消化吸收率基本可以达到100%。

茶叶蛋有营养吗

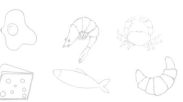

大家都知道水煮蛋有营养，因此早餐会吃一个用清水煮熟的鸡蛋。很多人认为茶叶蛋是用茶水煮熟的鸡蛋，应该既有鸡蛋的营养价值，又有茶叶的保健功效。真的是这样吗？

茶中含有咖啡因，能提神大脑，消除疲劳；单宁酸能有效预防中风；氟能预防牙病；茶多糖能降低血糖和血脂。红茶能有效防治皮肤癌，是美容佳品；绿茶含丰富的茶多酚，具有天然优质的抗氧化、抗癌、抗肿瘤、抗衰老、消炎、杀菌等效果。毋庸置疑，适度饮茶有益身心健康。但是，茶水煮茶叶蛋，茶叶中的生物碱会渗入鸡蛋中，与鸡蛋中的铁结合，食用后可能会对胃刺激，影响消化吸收，不利于人体健康。

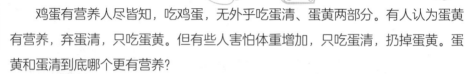

蛋黄和蛋清哪个更有营养

鸡蛋有营养人尽皆知，吃鸡蛋，无外乎吃蛋清、蛋黄两部分。有人认为蛋黄有营养，弃蛋清，只吃蛋黄。但有些人害怕体重增加，只吃蛋清，扔掉蛋黄。蛋黄和蛋清到底哪个更有营养?

经测定发现，鸡蛋清中含水分88.4%，蛋白质11.6%，脂类0.1%，碳水化合物3.1%，矿物质0.8%。鸡蛋黄中含水分51.5%，蛋白质15.2%，脂类28.2%，碳水化合物3.4%，矿物质1.7%。蛋清和蛋黄之间最大的区别是在脂质，蛋黄脂肪含量是蛋清的280倍。在整个鸡蛋中，98%的油脂集中在蛋黄，蛋清中的脂肪很少。在蛋黄的脂类中，甘油三酯占62%，磷脂占33%，胆固醇占5%，还有少量的脑苷脂类，在蛋清中几乎没有。蛋黄中的脂肪呈乳化状态，非常容易消化吸收。蛋黄中的磷脂主要是卵磷脂和脑磷脂，还有少量的神经鞘磷脂，磷脂有助于改善肝脏脂肪和胆固醇代谢。蛋黄中含有大量的胆固醇，约占蛋黄的1.5%，一个鸡蛋蛋黄中胆固醇含量约为290毫克，接近健康饮食公认的限量300毫克/天。

蛋清中含有约40种蛋白质，如卵清蛋白、伴清蛋白、卵黏蛋白、卵胶黏蛋白、卵球蛋白等，蛋黄蛋白主要是卵黄磷蛋白和卵黄球蛋白，这些蛋白的营养价值是相似的。蛋清中主要的碳水化合物是甘露糖和半乳糖，而蛋黄中主要是葡萄糖，这些碳水化合物的营养价值差别都不大。蛋黄中的矿物质总量是蛋清的两倍，铁、锌和硒等含量高于蛋清。

蛋清和蛋黄中维生素的含量差别更大，脂溶性维生素如维生素A、维生素E、维生素D、维生素K等几乎都存在于蛋黄中，水溶性维生素B_1主要存在于蛋清中，维生素B_2含

专家提示

蛋黄和蛋清的营养成分有着较大的差别，相对来说，蛋黄的营养价值更高些。对于血脂偏高的人，可以选择将蛋黄和蛋清分开吃。

量在蛋黄和蛋清中的含量差不多。蛋黄中含有叶黄素和玉米黄质等，是蛋清中没有的。

土鸡蛋的营养价值更高吗

鸡蛋营养丰富，含有蛋白质、碳水化合物（糖）、脂肪、维生素（如维生素A、维生素D、维生素E、维生素B_2、维生素B_6、维生素B_{12}、叶酸）、矿物质（如钙、钠、锌、钾、磷、铁、镁）、叶黄素和胆碱等营养素和活性成分。土鸡蛋也叫笨鸡蛋、草鸡蛋、本鸡蛋、山鸡蛋，是指农家散养土鸡所生的蛋。土鸡蛋通常是和洋鸡蛋相对而言的。洋鸡蛋也叫笼养鸡蛋，是指养鸡场或养鸡专业户采用合成饲料大规模饲养的鸡所生的蛋。由于消费者普遍认为，土鸡蛋比洋鸡蛋的营养价值和安全性更高，因而对土鸡蛋更青睐，也使得土鸡蛋的价格也比洋鸡蛋高得多。

蛋白质、氨基酸是鸡蛋最重要的营养素之一。鸡蛋蛋白质、氨基酸的组成非常适合人体需求，利用率高达99%以上，是天然食物中最理想的蛋白质、氨基酸来源之一。科学研究表明，从蛋白质、氨基酸种类的角度来看，土鸡蛋和笼养鸡蛋均含有优质蛋白质和8种必需氨基酸；从蛋白质、氨基酸含量的角度来看，很多研究认为土鸡蛋的蛋白质和必需氨基酸含量高于笼养鸡蛋，但是也有研究发现两者无明显差异。从蛋白质、氨基酸营养角度讲，无论是土鸡蛋还是洋鸡蛋都可以满足人体的蛋白质、氨基酸营养需求。

除含有蛋白质、氨基酸外，鸡蛋中还含有脂肪酸、β-胡萝卜素、维生素A、维生素E、微量元素和胆固醇等。中国农业科学院家禽研究所的科研人员试验发现土鸡蛋中锌、硒、维生素A、卵磷脂和胆固醇的含量均比洋鸡蛋高。美国北卡州立大学有研究证明，土鸡蛋的总脂肪、单不饱和脂肪

专家提示

土鸡蛋和洋鸡蛋都含有蛋白质、氨基酸、脂肪、维生素、微量元素等营养素和活性成分，只是含量不尽相同。不同研究者测出的营养成分含量不完全一致。从营养学角度讲，食用土鸡蛋和洋鸡蛋皆可补充人体所需营养。

酸、多不饱和脂肪酸含量均高于洋鸡蛋，但两者的维生素A、维生素E和胆固醇含量没有显著差异。

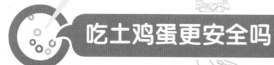

吃土鸡蛋更安全吗

　　由于散养鸡（土鸡）活动空间较大，所处环境的空气、湿度等生长条件通常也比较适宜，平时主要以天然的虫、草或谷物为食，因而体质往往较好、不易生病，这样就减少注射或服用抗生素等药物，从而使得土鸡蛋中几乎没有抗生素残留。而笼养的鸡由于种种原因可能会注射或服用抗生素等药物，如果养殖场在执行休药期等规定时出现疏忽则可能使鸡蛋中的药物（如四环素）残留超标，这样就很可能对人体造成不良影响。但是抗生素残留少并不等于鸡蛋品质绝对安全。

譬如，安徽省农业科学院畜牧兽医研究所的科研人员发现，土鸡蛋和洋鸡蛋的蛋壳表面以及蛋黄、蛋清中都可以检出沙门氏菌，从这个角度讲生吃土鸡蛋和洋鸡蛋同样都有食物中毒的危险。

> **专家提示**
>
> 仅仅凭借广告宣传和街评巷议很难明确区分土鸡蛋和洋鸡蛋的安全性和营养价值谁高谁低。食品质量与安全的级别通常采用食品安全认证制度来加以确定。仅凭土鸡蛋、洋鸡蛋的名称很难给鸡蛋品质进行权威分级。

04

chapter

第四章

粮油的秘密

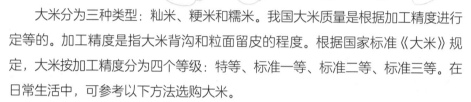

选购大米有何讲究

大米分为三种类型：籼米、粳米和糯米。我国大米质量是根据加工精度进行定等的。加工精度是指大米背沟和粒面留皮的程度。根据国家标准《大米》规定，大米按加工精度分为四个等级：特等、标准一等、标准二等、标准三等。在日常生活中，可参考以下方法选购大米。

一看外形。首先看大米的新陈程度，新大米色泽呈透明玉色状，未熟米粒可见青色（俗称青腰），陈米则颜色较深或呈咖啡色，表面呈灰粉状或有白道沟纹。其次看硬度，大米硬度越大，蛋白质含量就越高，透明度也会越好，一般新米比陈米硬度大。最后看黄粒，大米变黄是因为大米中的化学成分发生变化或者受到微生物的污染。

二闻气味。新米有浓浓的清香味，陈米的清香味就比较淡，而存放一年以上的陈米，只有米糠味，没有清香味。放置更久的大米有股霉味，严重的有臭味。

三尝口感。正常的大米微甜，无异味，异常的大米有异味。

四摸手感。新米摸起来光滑，有凉爽感，陈米摸起来有涩感。严重变质米，手捻易成粉状或易碎。

专家提示

购买袋装米时，要看包装上是否标有生产标准、生产日期、保质期、质量等级和产地等信息。建议消费者尽量到信誉度好的商场、超市选购正规企业生产的合格大米。

剩米饭应该冷藏还是冷冻

大米的主要成分是淀粉，烹饪时，淀粉分子吸水后变得膨胀和松散，因此新鲜米饭松软可口，易于消化。然而，米饭冷却后，淀粉的分子结构又开始恢复，使米饭重新变得"硬"起来，这种变化称为"回生"或"老化"，与此同时，米饭的消化吸收率和营养价值也开始逐渐降低。淀粉老化是不可逆转的，不能再次通过加热回到以前的状态，所以吃剩的米饭应防止其发生淀粉老化。淀粉老化的最适温度是2~6℃，这正是冰箱冷藏室的温度。换言之，冷藏会加速米饭变硬的过程，使米饭变得难以消化吸收。儿童、老人和病人的肠胃功能比较弱，吃冷藏后的米饭胃部可能会出现不舒适感。但是，当温度低于−18℃时，米饭的淀粉却不会发生老化，所以剩米饭要放在冷冻室中贮藏。当再次加热冷冻储存的米饭，口感明显比冷藏储存的米饭更柔软，米饭的营养消化吸收效果也更好。

专家提示

吃剩的米饭最好选择冷冻保存。注意不要长期吃冷冻米饭，吃新鲜米饭更为营养健康。

米饭和面食哪个营养价值更高

米饭和面食因为地域差异，分别成为我国南方、北方的主导型主食。这两者相比，究竟哪个营养价值更高呢？

100克标准一等米约含碳水化合物76.3克，蛋白质7.3克，脂肪0.3克，纤维素0.9克，磷120毫克，钙7毫克，铁1.1毫克，维生素E 0.49毫克，维生素B_1 0.35毫克，维生素B_2 0.05毫克。另外，大米还含有机酸如乙酸、延胡索酸、琥珀酸、柠檬酸、苹果酸等。大米中的赖氨酸含量极少，单食大米会影响儿童的生长发育。相比精米，糙米中蛋白质、脂肪、维生素、膳食纤维的含量都比较高。

100克标准小麦粉中约含碳水化合物78克，蛋白质12克，脂肪1.5克，粗纤维0.2克，磷153毫克，钙25毫克，铁2.8毫克，烟酸1.6毫克，维生素E 3.32毫克，维生素B_1 0.24毫克，维生素B_2 0.06毫克。小麦还含有胆碱、

专家提示

米饭和面食是我国居民最重要的主食，两者都含有丰富的碳水化合物等营养素。日常生活中，大米、小麦面食和粗粮应当经常调换，把主食与其他食物合理地搭配，这样有助于获得充足的营养。

卵磷脂、精氨酸等，可增强记忆，提高儿童智力。小麦粉的淀粉含量与大米相近，而钙的含量是大米的数倍。小麦粉的蛋白质含量高于大米、小米、玉米等，但是两者的赖氨酸含量都不高。

总的来说，米和面的优劣难以绝对地比较，两者的营养价值与品种、产地、加工精度、烹调方法等都有关系。

如何鉴别馒头中有没有荧光粉

一般好的馒头都是采用面粉、水、发酵粉或者酵母等发酵、蒸制的面食，人吃了有益而无害。但是个别不法商贩为了使馒头看起来更白、卖相更好，在制作馒头时添加荧光粉。荧光粉俗称夜光粉，又称荧光增白剂或荧光漂白剂。在日本，它被称为"荧光染料"，在我国将其列为"点火辅助材料"。荧光粉可使面食产生特别明显的增白效果，于是有人在蒸馒头、压面条时加入荧光粉。荧光粉被人体吸收后，蓄积在体内，会大大削弱人体免疫力。荧光粉与人体蛋白质结合需要通过肝脏将其分解，这样会加重肝脏负担。

专家提示

荧光粉用肉眼很难识别，所以消费者最好到正规商店购买面食。不要购买看上去白得不自然的馒头、面条。当然，有时间还是自己动手蒸馒头吃最放心。

溴酸钾能否添加到面包中

溴酸钾作为面粉、面包品质改良剂，曾应用了几十年。溴酸钾在370℃分解，是一种慢性的氧化剂，在面团调制阶段不发挥作用，但随着面团温度的升高，溴酸钾的含量逐渐降低，在醒发后烘烤约5分钟，溴酸钾便开始氧化面粉中的巯基，形成二硫键，提高面筋生成率，增强面团筋力。溴酸钾的另一作用是氧化谷胱甘肽、半胱氨酸等分子中的疏基，使其失去对蛋白酶的激活特性，这样面筋蛋白就不会因为蛋白酶的作用而分解。

几十年来，人们认为溴酸钾是安全有效的面粉增筋剂，以为只要添加和烘焙条件合理，溴酸钾就能转化成惰性的、无害的溴化物。然而，1983年，日本科学家发现，溴酸钾可引起小鼠罹患肾脏细胞肿瘤。经长期慢性毒性试验表明，溴酸钾会使小鼠患上肾脏细胞、腹膜间皮瘤以及甲状腺囊泡细胞癌。大量研究证实，溴酸钾是一种致癌物质。近十年来，大多数国家颁布了禁止溴酸钾作为面粉改良剂的管理条例，我国从2005年起也已经全面禁止使用溴酸钾作为面粉处理剂。

泡面怎么吃才健康

方便面的主要成分是小麦面粉、棕榈油、调味酱和脱水蔬菜，含有一定量的营养，并且美味、方便，因此受到大众的欢迎。方便面作为快餐或者应急食物比较适合，作为主食并不理想，在不必要的情况下应当尽量少食。长期食用方便面可能会导致营养不良，还可能因油脂摄入过多而产生疾病。

方便面最好储存在阴凉干燥的地方，避免阳光直射，防止油脂氧化。方便面打开后，最好一次性吃完，以免面条（或米粉）氧化变质或遭蝇虫啃食污染。

怎么泡面更健康呢？不妨试试以下的吃法。先将水烧开，再将面饼放进去，注意不要放其他的调味料。继续加热，一直煮到泡面散开，稍微搅拌一下后立刻捞到碗里。将刚煮过面饼的水倒掉，重新放一锅水煮其他的调味料，注意用料都只放三分之一或一半，可以加个鸡蛋或放些蔬菜，煮好后倒进放面饼的碗里。这种"两段式煮法"可保证几乎不会喝到油炸面饼中的油脂以及BHT（二丁基羟基甲苯），泡面也不容易变得过软，还可弥补泡面缺乏蛋白质和膳食纤维等营养素的缺憾。

粗粮到底好不好

人们通常把谷物食品分为细粮和粗粮。细粮是指碾磨稍细的米面类制品，如精白米、富强面粉；而粗粮是指糙米、标准粉及玉米、荞麦、高粱、青稞、燕麦等口感较粗糙、口味欠佳的食品。很多人"食不厌精，脍不厌细"，虽然获得了口感和味道上的满足，却埋下了各种"富贵病"的祸根。

如今，餐桌上的食物种类越来越丰富，精加工的大米、富强粉成为家庭常用食材，但精加工的谷物成品缺少麸皮和胚芽的营养成分。麸皮中含有丰富的膳食纤维、B族维生素和矿物质。胚乳主要含有碳水化合物和蛋白质，胚芽中含有B族维生素、维生素E及矿物质，如精米、白面这些经过精加工的食材缺乏麸皮和胚芽中所含的营养物质。以小麦、大麦、玉米、稻谷为例，很多主要的营养物质都集中在胚芽、麸皮和表皮，而且加工越精细，损失的营养就越多。

专家提示

从营养角度来看，粗粮和细粮都是有营养的食物，只是两者各具特色。细粮通常富含碳水化合物和蛋白质等营养素，粗粮往往富含膳食纤维、B族维生素等营养素。粗粮、细粮搭配着吃，对身体健康十分有益。

荞麦能降血脂吗

荞麦含有蛋白质、脂肪、碳水化合物、膳食纤维、维生素B_1、维生素B_2、烟酸、钙、磷、铁、钠、钾等营养成分，具有止咳、平喘、祛痰、健胃、消积、止汗、抗菌、消炎、抗血栓和预防脑出血的功效。

荞麦中的膳食纤维和黄酮类化合物含量比较高，尤其是苦荞中芦丁的含量非常高。芦丁是防治糖尿病、控制餐后血糖升高的中草药中的主要成分。因此，荞麦（特别是苦荞）很适合糖尿病患者食用。荞麦中的槲皮素能提高机体的抗氧化能力。荞麦中三价铬等微量元素含量丰富，能促进胰岛素的功效。以荞麦为主食的人群血糖水平、高血糖率都低于非荞麦主食人群，说明食用荞麦对血糖水平有影响。现在的荞麦食品主要有荞麦面条，但是很多荞麦挂面中的荞麦含量很低，所以糖尿病患者在选择食物时要认真看清食品配料表，尽量选择荞麦含量高的食品。糖尿病患者也可以吃苦荞茶和苦荞粉。

专家提示

荞麦富含膳食纤维、黄酮类化合物等物质，适当食用荞麦食品有益健康。

燕麦的好处有哪些

杂粮通常是指除水稻、小麦、玉米、大豆和薯类五大作物以外的粮豆类作物。主要有高粱、谷子、糜子、荞麦（甜荞、苦荞）、燕麦（莜麦）、大麦、黍子、薏仁等。

研究表明，燕麦中含有一定量的亚油酸，可抑制人体内胆固醇升高。燕麦富含可溶性膳食纤维，其有助于胆汁酸排泄，降低血液胆固醇水平，而可溶性膳食纤维会吸收大量水分，增强饱腹感，经常食用能起到减肥作用。美国的一项研究表明，每天吃60克燕麦，能使胆固醇平均降低3%。英国有研究成果证实，每天早上喝一碗燕麦粥，能减少6%的心脏病死亡率。燕麦中的多种酶类都有很强的活力，有助于延缓细胞的衰老。

专家提示

燕麦中含有膳食纤维、亚油酸等营养素，适当食用有助于降低胆固醇，对心脑血管疾病患者有一定的食疗保健作用。

有些人喜欢把燕麦泡在牛奶里吃，但偶尔加入燕麦做八宝米饭，也可以发挥美容养颜、抗衰老的作用。这是因为燕麦中含有多种酶，不仅能抑制老年斑的形成，而且能延缓人体细胞衰老，是中老年心脑血管疾病患者的保健佳品。

什么是1:1:1调和油

市场上的食用油产品很多，有些产品称为1：1：1黄金比例食用调和油。据一些商家介绍，这种调和油含有花生油、芝麻油、玉米油、葵花籽油、菜籽油、大豆油、亚麻籽油、红花籽油等多种原料。如果在一瓶油里能同时摄取多种植物油的营养，对身体健康应该是有积极意义的。

部分1：1：1食用调和油的消费主张是人体应该从食用油等膳食中按照1：1：1的比例平衡地摄入脂肪酸，即饱和脂肪酸、单不饱和脂肪酸与多不饱和脂肪酸各占一份，三者比例为1：1：1。1：1：1的比例据说来源于1977年联合国粮农组织和世界卫生组织在罗马召开的学术研讨会。当时有专家建议，人体摄入的饱和脂肪酸、单不饱和脂肪酸、多不饱和脂肪酸的比例为1：1：1时，有助于人体的营养均衡。这一建议后来获得世界各地许多学者的认可。

2000年10月，中国营养学会指出，中国居民$\omega-6$多不饱和脂肪酸与$\omega-3$多不饱和脂肪酸的摄入比例以（4～6）：1为宜。对于一些产品广告宣传的1：1：1（饱和脂肪酸、多不饱和脂肪酸与单不饱和脂肪酸的比例）的概念，不同专家的看法不尽相同。有的专家认为，目前国内市场上几乎没有哪种单一种类的食用油或者食用调和油的成分能完全达到1：1：1的均衡营养比例，如果某种天然油脂的组成真的达到了1：1：1的比例，其外观通常会呈黏稠状，甚至无法正常流动。

专家提示

食用油是生活必需品，消费者在食用时应该坚持多样化原则，确保营养均衡。

花生油和其他植物油有什么不同

花生油呈淡黄色，色泽清亮，通体透明，气味芬芳，滋味鲜美，是一种容易消化的食用油。花生油含有丰富的单不饱和脂肪酸和维生素E，比色拉油更稳定，是一种高质量的优质食用油。花生油的脂肪酸组成比较独特，所以在冬季或在冰箱冷藏时一般呈半固体浑浊状态。它的浑浊点为5℃，比其他的植物油都要高些。

花生油具有独特的花生气味。但是花生容易被黄曲霉污染，黄曲霉毒素具有强烈的致癌性，因此某些粗榨花生油有潜在的安全隐患。消费者在购买花生油时，一定要到正规市场挑选有质量保证的花生油食用。

菜籽油颜色较深，稍带绿色，生油香中带点辣味，油沫发黄；豆油颜色深黄，豆腥味大，品尝有涩味，油沫发白；棉籽油的油色暗黄，品尝没有味道，油沫发黄；香油通常为棕红色，闻、尝起来都有浓浓的香味；葵花籽油色泽清亮透明，芳香可品。

专家提示

花生油富含亚油酸、维生素E等营养素，具有花生的特殊香味，是性价比较高的食用油。在日常生活中，最好不要一直只食用一种油，可以适当地尝试多种植物油，有利于营养均衡。

怎样判断地沟油

地沟油又称泔水油、潲水油，泛指在生活中存在的各类劣质油，如回收的食用油、反复使用的炸油等。长期食用地沟油，很可能会引起消化不良、腹泻或中毒性肝病，甚至诱发癌症。地沟油事件是一个重大的公共卫生问题，也是广大人民群众关注的热点。近年来，一些不法分子收集地沟油，经过脱色脱臭处理，

专家提示

地沟油对人体健康的危害很大，但是想要准确检测地沟油并不容易，这主要是因为地沟油的原料采集比较困难，而且不同来源、不同炼制程度地沟油的物质组成差别也较大。如果将少量地沟油掺入正常食用油，那么采用看颜色、闻气味、尝味道等简单方法就很难准确判断地沟油是否存在。目前检测地沟油所采用的色谱法、光谱法、核磁共振法对仪器设备等的要求较高，个人居家生活难以直接采用。为了减少地沟油的危害，消费者应该购买商品信誉度高的正规企业生产的产品。

以低价出售给饭店或油脂作坊，直接用于食品加工或者掺入食用油后销售，给消费者健康带来很多危害。日常生活中可以采用以下方法初步鉴别地沟油。

一看颜色。好油澄清透明，颜色浅；地沟油往往颜色较深，浑浊。

二闻气味。由天然油脂原料制成的食用油有特定的香气，譬如大豆油有豆味，花生油有花生味，而品质不好的油有淡淡的酸涩味或腐臭味。

三尝味道。天然食用油尝起来有淡淡的香味，地沟油有酸味、苦味等难闻的味道，还会有腻口感。此外，反复使用的油和从剩菜中提炼出来的油，由于其在反复加热的过程中产生了很多脂肪酸的异构物，比如反式脂肪酸、氧化聚合和环状酯类，这些物质很难通过精炼分离出去，会使油脂发黏。

油脂为什么会有哈喇味

家里的食用油、点心等食物放时间久了，就会产生一股又苦又麻、刺鼻难闻的味道，老百姓俗称"哈喇味"。"哈喇味"实际上是油脂酸价超标的气味标志。酸价反映的是脂肪中游离脂肪酸的含量，是衡量油脂质量的一项重要标志。酸价越小，油脂质量越好，新鲜度也越高。油脂在长期保存过程中，由于受微生物、酶和热的作用油脂会发生缓慢水解，产生游离脂肪酸。通常，游离脂肪酸越多，说明脂肪质量越差。

油脂分解后，游离出许多不饱和脂肪酸，这些不饱和脂肪酸

专家提示

油脂一旦出现哈喇味则表示已经变质，不宜食用。

很容易被氧化，产生对人体有毒的醛类、酮类等氧化物，也就形成了油脂的"哈喇味"。在油脂变质过程中，所含的亚麻酸、亚油酸和维生素E等营养物质也遭到破坏。不仅如此，有"哈喇味"的劣质油还会破坏其他食物中的维生素。变质油可能引起人体消化道的不良反应，还可能破坏血液循环、加快衰老，甚至致癌。

植物油该如何保存

家庭烹饪用的植物油在存放过程中最怕的就是氧化引起的酸败。氧化酸败的植物油中，过氧化物等有害物质会大大增加，食用后会大幅提高体内过氧化脂质含量，对人体的伤害很大。

引起植物油酸败的因素很多。①温度。研究发现，温度每升高10℃，酸败速度大约就要加快一倍。因此，在日常生活中，植物油应该保存在10～25℃温度下，不宜超过30℃。②光。紫外线极易被植物油吸收，使氧分子活化，从而加快植物油氧化酸败的速度，因此贮存中一定要避光密封保存。③杂质。毛油中含有很多杂质，它们对油脂的酸败起着各种不同的作用。其中，带水的胶体非脂肪物质能加速酸败的过程。因此，为了使植物油在贮存期内不酸败变质，降低油中的水分含量是十分重要的。④使用方法。用过的油不可倒回油桶中与新油混合，尤其是煎炸用过的油。这是因为用过的油虽然尚未氧化酸败，但在煎炸过程中，长时间在高温的条件下与空气接触，已经吸附了大量的氧，部分不饱和键已经氧化，微量的氧自由基已经产生，如果与新油混合会引发氧化酸败。用过的油最好单独倒入一个油壶中进行保存，而且要尽快用完，煎炸油最好不要反复使用。

专家提示

高温、紫外线等都能引起或加速植物油的氧化酸败。为了保证食用油的安全，建议人数较少的家庭尽量选择小包装油品。

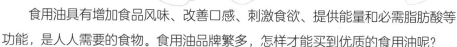

如何选购食用油

食用油具有增加食品风味、改善口感、刺激食欲、提供能量和必需脂肪酸等功能，是人人需要的食物。食用油品牌繁多，怎样才能买到优质的食用油呢？

阅读生产日期和贮藏须知。食用油的保质期较短，如果长时间储存，储存时受到了阳光照射，室温过高或者油桶打开后长期不食用，都会导致食用油氧化酸败，出现哈喇味。

观察标识。根据国家规定，食用油的外包装上必须标明产品名称、配料表、质量等级、净含量、厂名、厂址、生产日期、保质期等内容，还必须要有QS（食品安全认证）标志。生产企业也应在外包装上标明产品原料的生产地以及是否使用了转基因原料，必须标明生产工艺是"压榨"还是"浸出"。

查验包装。对于印有商品条码的食用油，要查看条码的印制是否规范，是否有改动痕迹，谨防购买到随意更换包装标志、擅自改换标签的食用油。此外，还要看桶口有无油迹，以判断原有包装是否被打开过。

观察色泽。食用油的正常颜色是微黄色、淡黄色或黄色等。各种植物油都有独特的颜色。

看透明度。透明度是反映油脂纯度的一个重要的感官指标。质量好的植物油透明度高，水分、杂质少。

检查分层。如果有分层现象，很有可能是掺假的混合油。质量好的植物油静置24小时后，应该依然清晰透明、不浑浊、无沉淀、无悬浮物。

细闻气味。各个品种的油都有它独特的气味，而无酸臭异味。质量好的油除了固有气味外，一般没有其他异味。

品尝口味。用筷子沾上一点油，抹在舌头上品尝，质量正常的油无异味。如果有苦、辣、酸、麻等味则说明油已变质，有焦煳味的油质量也不好。

专家提示

食用油是居家生活的必需品，选购食用油尽可能做到科学、合理。

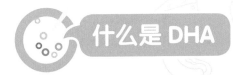

什么是DHA

DHA的中文名称是二十二碳六烯酸，是一种不饱和脂肪酸。DHA是大脑和视网膜的重要构成成分，它也是维持神经系统细胞生长的重要物质，它对胎儿和婴儿的智力、视力的发育非常重要。加拿大学者研究认为，DHA对大脑的发育有重要的影响，因此老年人适量补充DHA可以预防老年痴呆症。

人类最初的DHA来源是母乳，初乳中DNA的含量尤其丰富。对于婴幼儿来说，添加DHA的配方奶粉也可以适当补充DHA。从食物中获取DHA，可以多吃鱼类、干果类及藻类食物。DHA含量高的鱼类有金枪鱼、鲣鱼、鲑鱼、鲭鱼、沙丁鱼、竹荚鱼、旗鱼、黄花鱼、秋刀鱼、鳝鱼、带鱼、花鲫鱼等，每100克鱼肉中DHA的含量高达1000毫克以上。一般情况下，鱼体内DHA含量最高的部分是眼窝脂肪，其次是鱼油。干果类食物中的核桃、杏仁、花生、芝麻等含有丰富的α-亚麻酸，在人体内可以转化成DHA。当然，要获取DHA还可以食用专门的DHA制品，比如深海鱼油，从人工培育的海洋微藻中提取的藻类DHA以及从蛋黄中提取的蛋黄DHA。

> **专家提示**
>
> 人体必需的脂肪酸只有两种：亚油酸和α-亚麻酸。人体所需的DHA可以通过必需脂肪酸转化得到。DHA与增强记忆力、提高智力关系密切，适量食用富含DHA的食物有益健康。

深海鱼油有哪些好处

鱼油是鱼粉加工的副产品，是鱼经蒸、压榨和分离而得到的。鱼油是鱼体内所有油类物质的统称。深海鱼类体内基本不含有汞、砷、铅等有毒物质，并且农药残留也几乎为零，因此普遍认为其质量可靠。

深海鱼油的主要有效成分为ω-3多不饱和脂肪酸。它能预防动脉硬化、中风和心脏病。有研究表明，深海鱼油中的ω-3多不饱和脂肪酸具有降低胆固醇的作用。深海鱼油可以作为高血压、冠心病、脑中风、糖尿病、风湿性关节炎、癌症等疾病患者

专家提示

适当食用深海鱼油可以预防心血管疾病等。但是深海鱼油的价格往往较高，因此选用深海油应当考虑个人的经济能力和饮食偏好。事实上，很多坚果、植物油中也含有一定量的不饱和脂肪酸，具有类似功效。

的常备保健品。深海鱼油富含EPA（二十碳五烯酸）和DHA（二十二碳六烯酸），这两种脂肪酸都属于ω-3多不饱和脂肪酸。EPA又称"血管清道夫"，可以降血脂、降血压、预防动脉硬化、预防心脑血管疾病。DHA又称"脑黄金"，有激活脑细胞、增强记忆力、延缓大脑衰老、增强脑神经灵敏性和信息传递速度的作用。

05 chapter

第五章

饮品的秘密

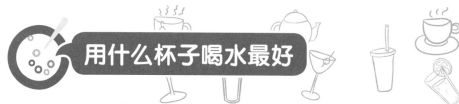

用什么杯子喝水最好

市面上的饮水杯五花八门，有陶瓷杯、玻璃杯、不锈钢杯、塑料杯，还有一次性纸杯等。在购买杯子的时候，应该如何选择呢？

玻璃杯。玻璃杯一般不含有害的重金属及有机化学物质，并且耐高温，盛装各类饮品都不用担心有害物质析出。玻璃杯材质透明，清洗方便，不容易藏污纳垢，喝水时应首选玻璃杯。

搪瓷杯。搪瓷耐高温、防腐蚀，其中含有的金属物质比较稳定，但在酸性环境下有可能溶出，因此最好不要用搪瓷杯长时间盛放酸性饮品。此外，搪瓷杯磕碰后表面易破损，可能析出有害物质。

陶瓷杯。陶瓷是我国的特产，通常，越是"朴素"的陶瓷杯越安全，因为陶瓷图案所用的颜料中铅、铬等重金属含量较高，放入开水或酸、碱性偏高的饮料时，这些有害物质容易溶解出来。购买时可以用手触摸陶瓷图案的表面，如果光滑，就比较安全，如果凹凸且不均匀，甚至轻轻抠还会脱落，最好不要购买。

不锈钢杯。不锈钢杯属于合金制品，使用不当会导致重金属物质的释放，对人体健康有害。不锈钢杯的优点是材质坚固，不易破碎。在日常使用时，不要用不锈钢杯装酸性饮品，如果汁、咖啡、碳酸饮料等。清洗不锈钢杯时，不要使用苏打、漂白粉等，这些物质容易与不锈钢发生化学反应。

塑料杯。塑料杯中的添加剂和低分子物质受热后容易析出。因此应尽量少装热水和热饮料。塑料杯也不能长时间放置在冰箱内，低温会导致塑料的降解或变质。塑料杯容易滋生细菌，藏污纳垢，应注意定期清洗。

饮水杯最好每天清洗，清洗杯子时，不仅要清洗杯口和杯壁，杯底也不能忽视，杯子长时间不清洗，可能会沉淀大量的细菌和污物。

专家提示

不同材质的饮水杯，适用范围与安全性不尽相同。总体说来，玻璃杯是日常饮水最好的选择。

净水器里的水安全吗

　　常见的家用终端净水器有活性炭型、微滤型、超滤型、反渗透型、电水解型（即所谓酸性水或碱性水型），价格相差也很大。最常用的是活性炭型。实际上活性炭型只是一个吸附器，它可以吸收异味、某些污染物、水体中色素和其他杂质，在开始阶段有一定的净化作用，但是其寿命很短，很快就会吸附饱和，变成"窝藏"细菌的大本营和释放毒素的基地。活性炭对塑化剂等有害物质基本没有吸附作用，甚至有些活性炭滤芯本身就是污染源。2011年5月30日，原国家卫生部通报了11款砷超标的小型净水器，其罪魁祸首就是活性炭滤芯。砷是饮用水中的重要污染物，是一种可以通过饮用水致癌的物质，长期饮用高浓度砷的水会导致皮肤癌、膀胱癌。

　　市面上销售的比较贵的净水器有微滤型和超滤型两种，截留分子质量大约在$7 \times 10^4 \sim 1 \times 10^5$道尔顿，故能去除水中的部分细菌及大颗粒杂质，但不能除去溶于水中的有机、无机有害物质。

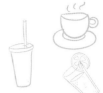

专家提示

城市自来水是合格的饮用水，加热后可以放心饮用。家用终端净水器种类繁多，消费者要根据实际需要和器械性能等选购。

晨起第一杯水怎么喝

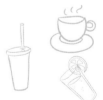

　　人体在夜晚睡觉的时候消耗了大量水分，早晨起床后，身体会处于缺水状态，晨起喝一杯水，可以补充身体代谢失去的水分。还能够促进胃肠蠕动，预防便秘，以调节肠胃状态。晨起喝水还能使头脑清醒。饮用水能有效地增加血液容量、稀释血液、降低血液黏稠度、防止心脑血管疾病的发生，使大脑迅速恢复清醒意识。对于爱美的人来说，晨起喝水可以美容养颜，早上起床后为身体补充足够的水，有助于血液良好的循环，还能协助机体排出体内毒素，滋润皮肤。

晨起喝水，温开水是最佳选择，水含有的钙、镁元素对身体健康很有益处。早晨的第一杯水最好是空腹喝，也就是在吃东西之前喝，否则就不能起到促进血液循环、洗刷肠胃的作用。早上喝水一定要小口慢喝，尤其是对老年人来说，如果喝水的速度过快、动作过猛，可能会导致头痛、恶心、呕吐，甚至血压升高。早上的第一杯水不能喝太多，否则会加重肠胃的负担。

到底哪种水最好

当您感到口渴时，在您面前有4杯饮品，分别是纯净水、凉白开、天然矿泉水和果汁饮料，您会选择哪一杯呢？

纯净水是以符合生活饮用水卫生标准的水为原料，通过电渗析、离子交换、反渗透、蒸馏等适当的加工方法制备的不含任何添加剂的饮用水。纯净水不含有毒、有害物质，但是也不含人体所需的大部分矿物质或微量元素，仅能解渴，不适宜长期饮用。

天然矿泉水是一种从地下深处自然涌出的或经人工揭露的未受污染的矿泉水，它含有一定量的矿物质、微量元素等。矿泉水通常含有更多的钙、镁离子，可补充人体的矿物质。但矿泉水的元素含量标准基本上是针对成年人人体所需设定的，其含量和比例对婴幼儿来说并不十分适宜，因此矿泉水不适合给婴幼儿饮用。另外，矿泉水的价格往往较高。

果汁饮料和碳酸饮料是青少年喜爱的饮料。市售果汁饮料的主要成分为糖水，大量饮用，不仅不能解渴，而且由于含糖量较高，会影响正餐食物的摄入量。长期饮用，可能导致饭量下降、食欲不振，其中所含的色素等添加剂也可能对人体产生危害。果汁饮料不等于果汁，想要补充维生素C或其他维生素，还是喝鲜榨果汁为好。

正常情况下，我们首选的饮品应该是凉白开。白开水是最普通、最常见也是最好的饮品。自来水烧开后，水中的氯气挥发了，细菌被杀死了，所含的矿物质或微量元素可以被人体吸收。

喝碱性水有益于健康吗

酸性水、碱性水的概念最早是由日本商家炒作起来的。我们知道，在电场作用下，中性水（H_2O）被电解成氢离子（H^+）和羟基离子（OH^-）。部分商家宣称，长期饮用弱碱性的水可以使人从酸性体质变成碱性体质，对人体健康有益，而弱酸性的水用于洗脸和皮肤，可以杀菌消毒、保护皮肤。北京协和医院的营养学专家指出，所谓的酸性、碱性体质是个伪命题，毫无科学依据，至今还没有判定人体体质酸碱性的标准。从人体的体液酸碱度来看，除了血液呈弱碱性（pH=7.35～7.45）、肠液呈碱性外，其余液体呈酸性，如胃液呈强酸性（pH=1～2），皮肤汗液呈酸性（pH=5），阴道液呈酸性（pH=4.1），尿液和唾液也是酸性。由于胃酸是强酸性的，即使喝了弱碱性的水，胃里的胃液依然呈酸性。可见，喝碱性水有益于健康的说法缺乏科学依据。

专家提示

喝碱性水有益于健康的说法缺乏科学依据。通过饮食确保营养均衡才是健康的首选。

苏打水有哪些优缺点

越来越多的食品公司开始研发苏打水饮品，但很多人对苏打水还不甚了解，那么苏打水对人体的健康有何影响呢？

苏打水也叫弱碱性水，是弱碱性饮料，所以苏打水可以中和胃酸，对胃酸

专家提示

市场上出售的苏打水大部分是在经过纯化的饮用水中压入二氧化碳，并添加甜味剂和香精的人工合成碳酸饮料。饮用苏打水能够补充人体所需水分。但是，消费者应当清楚地知道，苏打水也是饮料的一种，不能完全代替白开水。

过多等人群具有一定的益处。苏打水中添加了甜味剂、香精等物质，因此喝起来口感较佳。有人用自制的苏打柠檬水洗头发，可以起到护发的作用。特别是在海里游泳后，用苏打柠檬水可以去除头发中的沙子、盐和污垢，还不会伤害头发。然而，长期饮用劣质苏打水也可能引起碱中毒，轻则厌食、恶心、头痛、抽搐，重则昏迷，特别是老年人及肾脏病患者，长期饮用更容易危害健康。

软饮料的缤纷颜色是怎样产生的

软饮料的颜色都来源于色素，色素可以分为天然色素与合成色素。大多数的合成色素是以煤焦油为原料制成的，统称煤焦色素或苯胺色素。因为合成色素很便宜，染色性能好，用量少，所以很少有厂家会选择用天然色素。大量研究表明，几乎所有的合成色素都不能为人体提供营养，如果使用不当，可能对人体健康有害。

有科学家在1968～1970年间曾对合成色素苋菜红进行了长期的动物试验，结果发现苋菜红的致癌率高达22%。美国、英国等国家的科研人员也发现，不仅是苋菜红，许多其他合成色素摄入过量也会对人体产生有害影响，如导致生育力下降、畸胎等。有些色素还可以在人体内转换成致癌物质，尤其是偶氮化合物类合成色素的致癌作用更明显。

专家提示

我国对食用色素的品种、用量和安全性都有严格要求，只要是正规厂家生产的饮料，都可以放心饮用。

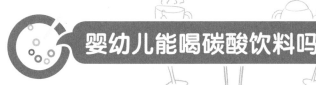

婴幼儿能喝碳酸饮料吗

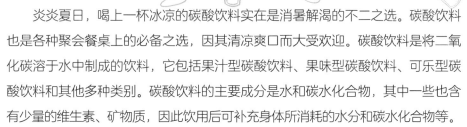

炎炎夏日，喝上一杯冰凉的碳酸饮料实在是消暑解渴的不二之选。碳酸饮料也是各种聚会餐桌上的必备之选，因其清凉爽口而大受欢迎。碳酸饮料是将二氧化碳溶于水中制成的饮料，它包括果汁型碳酸饮料、果味型碳酸饮料、可乐型碳酸饮料和其他多种类别。碳酸饮料的主要成分是水和碳水化合物，其中一些也含有少量的维生素、矿物质，因此饮用后可补充身体所消耗的水分和碳水化合物等。

虽然一般人群均可饮用碳酸饮料，但不宜长期过量饮用，尤其是婴幼儿，最好不要饮用碳酸饮料。这是因为碳酸饮料释放的二氧化碳很容易引起腹胀，还会影响孩子的食欲，甚至引起肠胃功能紊乱。研究表明，若大量饮用碳酸饮料，婴幼儿患牙蚀的可能性会增加5倍左右。碳酸饮料大多是酸性的，它能直接腐蚀牙釉质。此外，碳酸饮料中的碳水化合物经过牙菌斑中致龋细菌的作用会产酸，可使牙釉质脱钙，引起龋齿。此外，碳酸饮料也可能干扰神经系统的冲动传导，容易引起儿童多动症。

专家提示

营养学家认为，婴幼儿不宜饮用碳酸饮料，孕期和哺乳期的女性也不宜饮用。

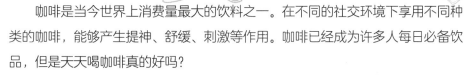

天天喝咖啡好吗

咖啡是当今世界上消费量最大的饮料之一。在不同的社交环境下享用不同种类的咖啡，能够产生提神、舒缓、刺激等作用。咖啡已经成为许多人每日必备饮品，但是天天喝咖啡真的好吗？

咖啡的主要功效成分是咖啡因，很多植物中都含有咖啡因，如咖啡豆、茶叶和可可豆等。咖啡因与苯丙胺（一种中枢神经兴奋药物）的功效类似，但是它比苯丙胺的作用更加温和，能够有效地刺激人体的交感神经，从而使人的大脑反应更加敏捷、机警，从而起到缓解疲劳的作用。咖啡因也可在医疗中进行应用，它扩张动脉，从而增加血液的流通量，这可在一定程度上缓解偏头痛。美国加利福尼亚大学的一项研究显示，每天摄入400毫克咖啡因有助于缓解花粉症症状。然而过量的摄入咖啡因对机体是有一定程度的损害作用。研究表明，连续喝三杯以上的咖啡，可能会出现紧张焦虑、呼吸急促、眼花、耳鸣、心律失常等反应。长期过量摄入咖啡因可能会对神经系统、血液循环及消化系统造成一定程度的损害。

除咖啡因外，咖啡伴侣或速溶咖啡中的植脂末所含的反式脂肪酸会给人体带来不利影响，其罪魁祸首是反式脂肪酸。研究表明反式脂肪酸会增加冠心病及高血脂的患病风险。对于在母亲肚子里的胎儿来说，它能通过胎盘吸收反式脂肪酸，从而会对它的生长发育产生一定的影响。

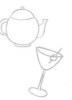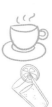

喝凉茶会伤胃吗

凉茶是一种保健茶，它有悠久的饮用历史，在岭南和海外广泛流传。凉茶在茶文化中占有独特的地位，是广东、广西、福建等地居民消夏的必备饮品。

凉茶通常以天然药食同源植物为主要原料，包括胖大海、夏枯草、菊花、金银花、甘草等。根据中医的观点，这些植物原料大多具有生津止渴、清热益气、滋阴潜阳等功效。福州大学的科研人员通过人体试验发现，一种广式凉茶能够反向调节"热性"饮食诱导的炎症反应相关血液指标变化。炎炎夏日，喝上一杯凉茶，既能解渴，又可起到一定的营养保健作用。甘肃省医学科学研究院和广州市体育科学研究所的科研人员指出，凉茶含有较多的碳水化合物等，不适合严重胃病、糖尿病等人群饮用。

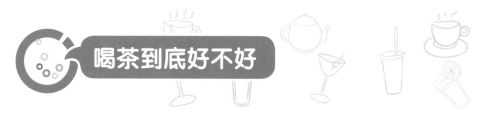

喝茶到底好不好

喝茶有很多好处。茶叶中含有咖啡因、茶多酚、单宁、茶多糖、蛋白质、碳水化合物等400多种成分，其中最重要的物质是咖啡因、儿茶素和茶多酚。

经常喝茶可以提神醒脑，这主要是咖啡因的作用。在泡茶时有80%的咖啡因可溶入水中，饮用后能兴奋中枢神经，促进新陈代谢，增强心脏功能，促进胃液分泌，助消化，解油腻，还能加强横纹肌的收缩功能，缓解疲劳，提高工作效率。每天清晨喝一杯茶，能使人精神振作、精力充沛。茶叶中的儿茶素具有增强血管弹性、降低血脂和溶解脂肪的作用，也能防止血液或肝脏中胆固醇和中性脂肪的积累，对防止血管硬化有一定作用。茶多酚是茶叶中多酚类物质的总称，是形成茶叶色、香、味的主要成分，也是茶叶具有保健功能的主要成分。茶多酚有延缓衰老、预防心血管疾病的作用，还有解毒和抗辐射等多种作用。

专家提示

适量饮茶，有益健康。消费者可针对个人体质、饮食喜好和茶叶特性等选择适宜自己的茶。

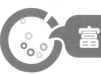 ## 富硒茶有什么好处

富硒茶的硒元素含量比其他茶叶高很多。富硒茶对人体有许多益处，它不仅具有茶的保健功效，还富含人体所必需的微量元素硒。富硒茶中硒的含量是普通茶的几十至几百倍，其抗氧化、抗辐射、提高免疫作用明显优于普通茶。饮用富硒茶是人体补充有机硒的良好途径。

硒参与合成多种人体内的含硒酶和含硒蛋白，其中谷胱甘肽过氧化物酶在生物体内催化过氧化氢或过氧脂质转变为水或各种醇类，消除自由基对生物膜的攻击，保护生物膜免受氧化损伤。硒能增强人体免疫力，促进

淋巴细胞增殖、抗体和免疫球蛋白的合成。硒对结肠癌、皮肤癌、肝癌、乳腺癌及其他多种癌症有明显的预防作用。硒和维生素E、大蒜素、亚油酸、锗、锌等营养物质或活性物质具有协同抗氧化的作用。同时，硒能减轻重金属毒性。

人体缺硒会导致多种疾病，最典型的疾病就是我国黑龙江克山县的地方病——克山病。此外，大骨节病、癌症、心血管疾病、白内障、胞囊纤维变性、高血压、甲状腺肿大、免疫缺失、淋巴母细胞性贫血、视网膜斑点退化、肌营养不良、溃疡性结肠炎、关节炎以及人体的衰老等都和人体缺硒有一定的关系。

茶氨酸有什么保健功能

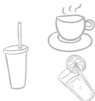

茶氨酸又叫N-乙基-L-谷氨酰胺，主要存在于山茶科植物中，在绿茶、红茶、乌龙茶等茶叶中含量较高，被认为是茶叶的特征氨基酸。茶氨酸不参与构成蛋白质，因此在茶叶中以游离形式存在，含量可以占到游离氨基酸总量的40%～70%。经测定发现，绿茶中茶氨酸的含量明显高于红茶和乌龙茶，因此认为茶氨酸是绿茶鲜爽滋味的主要来源之一。

茶叶和咖啡中都含有咖啡因，因此都具有使人兴奋的作用。相比咖啡，人饮用茶水后情绪相对平静，这是因为茶叶中的茶氨酸具有镇静、放松功

能，能够部分地拮抗咖啡因引起的兴奋作用。研究表明，茶氨酸能够促进脑波中α波的产生，从而使人产生轻松、愉悦的感觉。

英国布里斯托尔大学的科学家发现，红茶、绿茶、白茶冲泡后，茶水中均能检出茶氨酸，其中红茶水中的茶氨酸含量大致是绿茶水中的3倍。如果在沏茶时添加少量牛奶或糖，对茶氨酸的溶出没有明显影响，但是添加牛奶过多时，茶水中茶氨酸的含量会降低。

喝茶会得食管癌吗

茶叶中含有多酚、多糖、氨基酸等多种营养成分和活性物质，是公认的健康食品。大量试验证明，喝茶能够预防肿瘤、糖尿病、高脂血症等疾病，但是如果茶水温度过高，则可能危害身体健康。伊朗、美国等国家的学者经研究发现，长期饮用过热的茶水会增加罹患食管癌的概率。当茶水温度在60～65℃时，患食管癌的风险大约增加2倍；当水温在70℃以上时，患食管癌的风险大约增加8倍。茶叶用开水冲泡后2分钟内饮用，患食管癌的风险增加5倍。

专家提示

茶水具有保健功能，适当喝茶有益健康。但是喝茶时必须注意茶水的温度，水温在60℃以上时不宜饮用。用开水冲泡的茶叶，最好冷却5分钟以上再饮用。同样，过热的咖啡或其他饮料、食物也不宜立即饮用或食用。这样做有助于保护食管黏膜，预防食管癌。

事实上，不仅是过热的茶水可以增加患食管癌的风险，过热的咖啡以及其他饮料、食物都可能增加患食管癌的风险。这主要是因为温度过高的饮料或食物可能会对食管黏膜造成热伤害。

饮茶有何禁忌

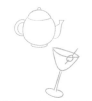

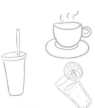

茶叶富含茶碱、咖啡因等物质，对中枢神经系统有较强烈的兴奋作用。喝浓茶后，这种兴奋作用尤为明显。因此，睡觉前不宜大量喝茶。否则，茶叶的兴奋神经作用加上利尿作用，容易导致夜间尿频、尿急、睡眠质量差等。服药期间的患者需要静养，饮茶可能使一些起镇定效果的药物失去作用，非但不能减轻症状，反而会加重病情。有的人喝茶后会出现"茶醉"现象，这是因为人在空腹情况下大量饮茶会导致神经系统过度亢奋，从而出现头晕、心慌、精神恍惚等症状。事实上，空腹饮茶不仅对神经系统有伤害，对胃黏膜也可能会造成损害。

专家提示

茶叶含有氨基酸、维生素、矿物质、茶多酚等营养素和活性物质，适量饮用对人体健康有积极作用。但是茶叶所含茶碱、咖啡因等物质对中枢神经系统有兴奋作用，需要卧床静养的人最好不要饮用。

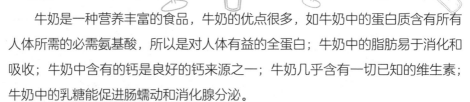

纯奶和酸奶哪个好

牛奶是一种营养丰富的食品，牛奶的优点很多，如牛奶中的蛋白质含有所有人体所需的必需氨基酸，所以是对人体有益的全蛋白；牛奶中的脂肪易于消化和吸收；牛奶中含有的钙是良好的钙来源之一；牛奶几乎含有一切已知的维生素；牛奶中的乳糖能促进肠蠕动和消化腺分泌。

酸奶是鲜奶加乳酸菌发酵后的产品。它不但保留了鲜牛奶的营养成分及所有优点，且避免了牛奶的一些缺点，成为更适合人类饮用的营养保健品。鲜奶发酵制成酸奶后也变得容易被人体消化吸收，使牛奶中多种营养物质的利用率明显提高。

从营养保健的作用来看，酸奶优于鲜奶。酸奶除了保留了鲜奶的营养成分外，在发酵过程中还产生了人体所需的多种维生素，如维生素B_1、维生素B_2、维生素B_6、维生素B_{12}等。对乳糖消化不良或有乳糖不耐症的人群，喝酸奶后通常不会出现腹胀、气多或腹泻。鲜奶中钙含量丰富，发酵不会影响它的含量，但发酵产生的乳酸可有效提高钙、磷的吸收利用

专家提示

酸奶虽好，胃酸过多者和糖尿病患者也不宜多喝。由于酸奶较鲜牛奶含有更多的糖，热量较高，因此害怕发胖的人也不宜过多地喝酸奶。

率，所以酸奶中的钙、磷更容易被人体吸收。酸奶还具有调节免疫力、预防肠道感染病、改善胃肠功能的作用，是公认的健康食品。

酸奶有哪些保健作用

由于乳酸菌发酵，酸奶的营养特性得到改善的同时，生产了有机酸、活性酸、芳香物质、抗氧化物质、多糖、乳酸菌、增殖因子等生理活性物质。许多物质具有重要的生物功能调节作用。

人体肠道内有许多细菌，包括两组对机体有益的细菌和有害的细菌。正常情况下，肠道有益菌占多数，维持肠道菌群平衡。当某些因素（过度疲劳、暴饮暴食、偏食、服用化学药品等）打乱菌群平衡时，有害菌就占优势，导致疾病的发生。酸奶含有大量的乳酸菌，包括嗜热链球菌、乳酸菌和双歧杆菌，每天喝酸奶，有利于肠道有益菌群的增加，使肠道有益细菌的调节恢复到正常水平，抑制有害细菌的过度繁殖，以维持肠道菌群平衡，减少有害物质的产生。

有研究表明，酸奶中的乳酸菌能激活体内巨噬细胞，可增强机体免疫力，抑制癌变。酸奶可以抑制幽门螺旋菌的繁殖，对胃炎、肠炎患者有益。据《国际流行病学传染病学杂志》报道，嗜酸乳杆菌和保加利亚乳杆菌均可直接抑制幽门螺杆菌的生长，能抑制胃腺癌细胞增殖。日本学者在《免疫和细胞生物学杂志》撰文指出，保加利亚乳杆菌能激活芳香烃受体通路，抑制结肠炎。研究表明，食用酸奶可降低血清胆固醇水平，这可能是由于乳酸菌可以在肠道繁殖，从而干扰肠壁对胆固醇的吸收，也可能是乳酸菌可以吸收胆固醇，将胆固醇代谢转化为胆汁酸排出人体。人们普遍认为，衰老和自由基密切相关。过量产生自由基及其诱导氧化反应可破坏生物膜，降低酶活性，破坏细胞功能。自由基活性越强，细胞损伤越严重，机体衰老越快。酸奶含有丰富的维生素、超氧化物歧化酶（SOD）和抗氧化剂，可以清除自由基，防止机体衰老。

专家提示

酸奶是对人体有许多益处的营养保健食品。适当多喝酸奶，能起到预防、辅助治疗部分疾病的作用，从而可保障人体健康。

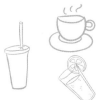

老酸奶比普通酸奶好吗

老酸奶看起来稠稠的，似乎比稀稀的普通酸奶含有更多的蛋白质和其他营养素。老酸奶的价格往往高于普通酸奶。老酸奶和普通酸奶，谁更划算呢？

从营养成分列表看，老酸奶的蛋白质含量略高，其他成分（如碳水化合物、益生菌）与普通酸奶几乎相同。老酸奶之所以形态浓稠，如豆腐般凝固，常因添加果胶、卡拉胶或食用明胶增稠剂。事实上，在牛奶发酵成酸奶时，部分蛋白质会凝固，因此普通酸奶在静置状态下也能呈现出部分凝固状，只是一摇晃就会散开。老酸奶与普通酸奶的最大区别主要是前者的口感特殊、保质期稍长，但两者在营养价值上区别不大。

专家提示

老酸奶与普通酸奶相比，营养价值并无差别，但两者的价格差异却很大。大家可以根据自己的口味嗜好和经济能力等选择老酸奶或者普通酸奶。

酸奶和乳酸菌饮料有什么区别

酸奶和乳酸菌饮料都是以牛乳、羊乳等为主要原料制成的饮品，但是两者在蛋白质含量等方面有很大的区别，在选购时一定要注意区分。

酸奶是牛奶经灭菌消毒后，添加乳酸菌发酵成的乳制品。酸化牛奶后，不仅原奶中的营养成分不被破坏，发酵产生的乳酸也增加了胃的酸度，使得乳制品的营养素更易于被人体消化吸收。乳酸菌饮料也包括乳酸菌、牛奶等成分，但实际上只含有少量的牛奶，其中蛋白质和维生素的含量远远低于酸奶。从营养角度看，乳酸菌饮料远不如酸奶，因此，不能使用乳酸菌饮料代替牛奶、酸奶，否则很可能造成营养不良。乳酸菌饮料不宜空腹喝，这是因为空腹胃pH较低，酸度较高，不适合活性乳酸菌的生存，保健功能将大大降低。因此，建议饭后2小时喝，效果更好。

需要补充营养的孕妇、办公室人员、年老体弱的人、肉菜吃的少的人、容易便秘的人适合饮用乳酸菌食品，可以通过摄入足够的乳酸菌促进健康。肥胖的人、减肥者和糖尿病患者不宜食用乳酸菌食品。

专家提示

酸奶和乳酸菌饮料都是以牛乳等为主要原料的饮品，均可补充水分、蛋白质、钙等营养素，但是两者的营养物质含量存在较大差异，消费者应按照自身需要进行选购。

发酵乳和复原乳有何区别

酸奶的盒子上，有的会注明"发酵乳"，有的则注明"复原乳"，它们有什么区别呢？哪个酸奶更有营养呢？

发酵乳是指以鲜奶为原料，经微生物发酵而成的产品。这些微生物不仅可以改善产品的外观和理化性质，而且可以丰富发酵乳制品的风味。在牛奶发酵的过程中，把部分乳糖发酵成乳酸，这样就减弱了乳糖对乳糖不耐症人群的刺激作用。除了钙、磷和钾外，维生素A、维生素B_1、维生素B_2、维生素B_6、维生素B_{12}、叶酸和烟酸都是发酵乳的营养成分。以脱脂牛奶为原料，则发酵乳中不含脂肪，适合高血脂等人群饮用。发酵乳能改善肠内菌群比例，促进肠胃的正常蠕动。此外，发酵乳还具有营养丰富、易消化、适口性好、易保存等优点。

复原乳又称还原乳或还原奶，是用固体奶粉冲调制成的液态奶。奶粉是用生牛乳干燥制成的，干燥通常采用加热方法。复原乳的制备会经过两次高温处理，因此对营养成分的含量有一定的负面影响。复原乳的加工方法主要有两种：一种是在鲜奶中混合不同比例的奶粉，另一种是以奶粉为原料，将其稀释成调味奶。在发酵乳生产过程中，利用复原乳代替原料奶，可以解决原料奶季节性供应等问题，提高产品的风味和口感，提高产品的黏度。试验表明，复原乳代替生乳对酸奶酸度无显著影响，不影响发酵剂的作用。为保证酸奶独特的感官品质，再造乳的替代率不

专家提示

用复原乳制造的酸奶等产品符合国家规定，可以放心食用。

应超过40%，水果型酸奶不应超过50%。自2005年10月15日以来，国家有关部门要求，凡使用到复原乳的，在生产过程中，生产企业必须在显著位置标明复原乳所占比例，并在产品配料表中准确标注，保证消费者的知情权。

奶酪的营养特点是什么

奶酪，是将牛奶浓缩或脱脂而得到的一个新鲜的或成熟的产品。不同的国家生产出的奶酪也不同。通常在皱胃酶或其他适当的混凝剂的作用下，使牛奶，脱脂牛奶，奶油，乳清奶油中一种或几种蛋白质凝固或部分凝固，排出部分乳清。奶酪基本上消除了牛奶中大量的水，并保留部分的精华，所以营养价值高。但在我国，很多人不习惯发酵后奶酪的特有味道。

从营养角度看，奶酪的确是一个好食品，其独特的发酵过程使部分营养素的吸收率可达96%～98%。奶酪具有保护眼睛、保护皮肤、保护牙齿和维持肠道菌群平衡的功效。与牛奶相比，同样数量的奶酪，无论是哪种营养素，都远远高于牛奶；与酸奶相比，奶酪的浓度更高。奶酪中含有钙、磷、镁、钠等人体必需的矿物质。奶酪是最富含钙的食物，就钙含量而言，250毫升牛奶 = 200毫升酸奶 = 40克奶酪，奶酪中钙容易吸收。奶酪也有丰富维生素A和B族维生素。乳酸菌和干酪及其代谢产物也有益于人体健康。它有助于维持人体肠道内正常菌群的稳定和平衡，增强人体的抵抗力，防治便秘和腹泻，还可使肌肤变得光滑。

奶酪中蛋白质和脂肪都比较多，每次吃20克左右较适宜，多吃容易使人发胖。肠胃不好的人，最好少吃奶酪，因为奶酪吃多了不容易消化。老人最好少吃或不吃，因奶酪含有很高的脂肪含量，虽也有低脂的奶酪，但奶酪毕竟属于浓缩制品，很多老年人的消化系统可能吃不消。此外，奶酪很容易被细菌侵染，因此一定要放进冰箱冷藏，吃一片拿一片，小心存放。

专家提示

奶酪味道奇特，但营养丰富，各类人群（如肠胃不好的人）可根据个人体质等情况选择食用。

为什么不能空腹喝牛奶

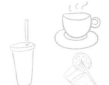

　　首先，经过一个晚上的睡眠和消化，胃早已排空，过早喝牛奶会使它在胃里还没有充分消化、吸收就进入小肠和大肠中，造成了营养物质的流失。牛奶中含有丰富的优质蛋白质，这些蛋白质中所含的氨基酸是构成人体组织的结构元件，同时也是一些生物活性物质的合成原料。空腹喝牛奶能使牛奶迅速从胃中排出，一些蛋白质会被人体分解为热量而消耗，未能充分发挥牛奶优质蛋白质应有的营养功效。

　　其次，牛奶中的蛋白质被胃和小肠消化分解成多种氨基酸，然后才能在小肠中更好地被吸收和利用。空腹喝牛奶，牛奶液体会使胃迅速排空，使许多蛋白质不会被分解成氨基酸就进入肠道，甚至一些蛋白质和氨基酸在小肠内还没来得及被吸收就又被排入大肠，这些蛋白质和氨基酸在大肠中还可能发酵腐败产生对人体有害的物质。这样，珍贵的牛奶蛋白质不仅未能发挥其应有的营养作用，而且增加了人体的负担。

　　此外，空腹喝牛奶可能会加重乳糖不耐症人群的胃肠道不适反应。

专家提示

早晨喝牛奶最好搭配些面包、饼干或点心。餐后喝牛奶，有利于提高人体对牛奶中营养物质的吸收利用率。

饮用牛奶要注意什么

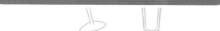

　　除了不宜空腹饮用以外，牛奶还有哪些讲究呢？

　　牛奶不宜长时间加热。如果要喝热牛奶，一次性煮开即可，很多营养物质久煮后会流失。牛奶中含有丰富的氨基酸，在高温下，牛奶中的氨基酸可能与糖形成糖基氨基酸，这种物质不可以被人体消化吸收，且会影响人体健康。牛奶中

专家提示

注意牛奶的贮存、加工和饮用方法，有助于保护牛奶中的营养素，对人体健康有益。

的胶态蛋白质颗粒在60℃时会脱水，从原来的溶胶状态转变为凝胶状态，从而出现沉淀。长时间加热，牛奶中的乳糖也会焦化，使牛奶呈褐色，并逐渐分解形成乳酸，并产生少量的甲酸，使牛奶变酸，也会引起牛奶中少量的维生素C被氧化破坏。

牛奶加热时不宜加糖。在高温下牛奶中的赖氨酸可以和果糖结合生成果糖氨基酸，它对人体健康是有害的。如果想喝甜牛奶，可在牛奶晾凉后加入白糖。

牛奶不宜与淀粉类食物一起加热。牛奶中含有较多的维生素A，而米汤、大米粥此类以淀粉为基础的食物中含有脂肪氧化酶，会破坏维生素A。

太冷的奶不宜直接饮用。饮用冷奶容易导致轻微腹泻。

热牛奶不应存放在保温瓶中。牛奶是一种高蛋白液体，储存温度超过40度，很容易变坏。如果牛奶沾染了细菌，保温瓶就成了培养细菌的场所，容易使牛奶酵解变质，人食用后可能导致肠胃炎。

牛奶不宜装于透明或半透明的塑料容器中。装在透明或半透明塑料瓶中的牛奶，经日光照射后约有75%的牛奶会产生难闻的味道，维生素C和维生素B_2也会损失。因此最好不要用塑料瓶长期存放牛奶，也不宜放在日光下照射。

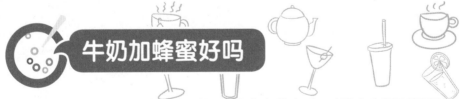

牛奶加蜂蜜好吗

牛奶和蜂蜜都是营养丰富的食物，牛奶加入蜂蜜后，味道会变得异常香甜，但是营养价值是否会受到影响呢？

蜂蜜含有葡萄糖、果糖、蛋白质、酶、维生素和矿物质，牛奶含有丰富的蛋白质。蜂蜜和牛奶同食，可起到营养互补效应。蜂蜜含有高热量的单糖，可直接被人体吸收，而牛奶尽管整体营养价值较高，但热量较低，牛奶和蜂蜜一起食用能使人体吸收足够的热量，并能补充更多的维生素、氨基酸、矿物质等。牛奶和蜂蜜中都含有能治疗缺铁性贫血的铁元素，两者能很好地发挥协同作用，有效提高血红蛋白的数量。我国第一军医大学的科研人员证明牛奶加蜂蜜能明显改善大鼠缺铁性贫血症状。美国新泽西州的儿科医生研究发现，牛奶和蜂蜜疗法能辅助治疗儿童贫血，给5~9岁的100名贫血患儿连续饮用牛奶加蜂蜜20天，患儿血液中的红血球及血红蛋白均增加，头晕、疲劳等症状明显减轻。牛奶和蜂蜜也可以促进儿童的生长发育，尤其是蜂蜜中的葡萄糖，对孩子的大脑发育很有益处。对于女性而言，牛奶加蜂蜜有一定的美容作用，经常食用会改善皮肤的营养环境，有利于皮肤变得光滑，延缓皮肤衰老。女性饮用热的蜂蜜牛奶，可在一定程度上预防或缓解痛经。

你适合喝舒化奶吗

舒化奶能有效地解决乳饮品引起的乳糖不耐症，如腹胀、腹痛、腹泻等。乳糖不耐症很大程度上限制了牛奶和奶制品的摄入量，这不利于政府通过普及乳制品来改善我国人口的食物和营养状况的计划。

舒化奶的乳糖水解率可达90%。舒化奶改善乳糖吸收不良的有效率为96.6%，改善乳糖不耐症的有效率为90.1%，改善腹胀、排气、腹泻等症状的有效率在95%以上。乳糖的水解产物之一——半乳糖在乳糖酶等的作用下可生成低聚半乳糖。低聚半乳糖能促进肠道有益菌的生长，改善肠道内菌群分布。有的舒化奶还添加了膳食纤维，有助于促进肠道蠕动，改善肠道功能。但是，乳糖的水解产物之一——葡萄糖可能会影响人的血糖水平，因此糖尿病等人群不宜饮用舒化奶。

有机奶更好吗

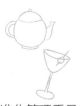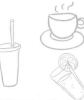

根据国家质量监督检验检疫总局和国家标准化管理委员会管理局联合发布的《有机产品》标准和国家环保总局颁发的《有机食品技术规范》，有机食品通常来自有机农业生产体系，根据有机认证标准生产、加工，并注册通过农产品的独立认证机构。具体来说，有机奶必须满足以下条件：原料奶产品必须来自已建立的或正在建立的有机农业生产体系；在原料乳和乳制品生产的全过程中，禁止使用化肥、农药、激素、生长调节剂、催奶剂、食品添加剂等人工合成的化学品；严格按照有机食品生产、加工、包装、贮藏和运输标准；有完善的质量跟踪系统和检查生产和销售记录档案；产品必须通过独立的、合格认证。可以说，对广大消费者而言，有机奶是最安全的奶制品。

生产有机奶的奶牛其生长过程符合生物自然法则。奶牛饲养过程中，不涉及任何人工合成的化学物质，食用更安全。生产有机牛奶的奶牛不用抗生素，使有机牛奶不仅含有丰富的天然营养物质，如钙、铁、维生素E、维生素A、不饱和脂肪酸等，还不含抗生素等残留物。有机牛奶是良好的钙源，且生物钙容易被人体吸收。阿伯丁大学的研究发现，有机牛奶中$\omega-3$不饱和脂肪酸含量非常丰富，比普通牛奶高71%。另有试验表明，有机牛奶中含有的胡萝卜素比一般牛奶多75%。所以有机奶更利于人们保持青春、保护健康，无论是成年人还是儿童，喝有机牛奶都大有好处。

由于有机奶深受消费者喜爱，因此社会上有些不法商贩以假充真，将普通牛奶或普通奶粉当作有机奶或有机乳制品销售。因此，消费者在购买有机奶时不要被广告牵着鼻子走。选择有机奶，一方面要看品牌，尽量选择有信誉的、有实力的商家；另一方面也不能被广告蒙蔽双眼，比如，同样是进口包装，产地不同，生产工艺、原料、

专家提示

严格按照国家标准生产的有机奶，营养价值和安全性都比较高，可以补充氨基酸、脂肪酸、维生素、矿物质等营养素。消费者在购买有机奶时，注意选择权威认证的正规产品。

标准往往相差很大。消费者购买有机食品时，可以查看包装上的有机食品标志，也可以把标签的密码输入到国家认监委网站查询验证。

羊奶好还是牛奶好

羊奶含有200多种营养物质和生物活性因子，羊奶包含的蛋白质和矿物质、维生素的含量均高于牛奶。羊奶中的固形物含量、脂肪含量、蛋白质含量分别比牛奶高5%～10%。而且羊奶中的12种维生素的含量比牛奶要高，特别是烟酸含量，要比牛奶高1倍左右。每100克羊奶的天然钙含量是牛奶的两倍，但是羊奶的铁含量比牛奶低。

羊奶的脂肪球和蛋白质颗粒仅有牛奶的1/3，且颗粒大小均匀，所以更容易被人体消化吸收。羊奶含有比较高的乳蛋白含量，因此蛋白质凝块细腻而柔软，也有助于人体吸收利用。羊奶的脂肪碳链较短，不饱和脂肪酸含量较高，乳化状态好，有利于人体直接吸收利用。羊奶的免疫球蛋白含量很高。免疫球蛋白在人体中的作用是抗生素类药物不能替代的，对于病毒引起的感冒、流感或肺炎等，抗生素通常没有效果，但是免疫球蛋白却能有效杀灭病毒，保护人体免受伤害。

专家提示

羊奶和牛奶都是营养丰富的食物。总体上讲，羊奶的营养价值略高于牛奶，而且比牛奶更易于被人体吸收。但是羊奶的奶源相对较少，并且需要复杂的除膻工艺，因此很难像牛奶那么普及，价格也稍贵一些。

婴儿喝羊奶好不好

很多妈妈因为自身和外界的种种原因，不能坚持母乳喂养婴儿。这时，选择和母乳最接近的羊奶（或羊奶粉），能帮助妈妈们减少不能亲自哺乳的遗憾。尤其是早产、体弱、易患病的婴儿，因为自身抵抗力差，适当哺喂羊奶（粉）有助于婴儿健康成长。

专家提示

羊奶是最接近母乳的奶类，营养价值很高。然而，羊奶也有缺点，例如叶酸含量很少。婴幼儿长期缺乏叶酸容易导致巨幼红细胞贫血。因此，在给婴幼儿喂食羊奶时，最好选用叶酸等含量充足的配方奶粉。

研究表明，婴儿对羊奶的消化率高达94%以上。羊奶的蛋白质组成与母乳基本相同，其中含有大量的乳清蛋白，且不含牛奶中的过敏性蛋白。羊奶的脂肪结构也与母乳相似，饮用后不会在体内形成脂肪堆积。同时，羊奶中还含有与母乳相似的矿物质、维生素、牛磺酸、二十二碳六烯酸等。因此，一般婴儿都可以接受羊奶，尤其是胃肠虚弱、体质较差的婴儿。羊奶富含母乳中才有的上皮细胞生长因子，而牛奶中基本不含上皮细胞生长因子。临床证明上皮细胞生长因子可修复鼻腔、支气管、胃肠等黏膜，所以羊奶对患有呼吸道、胃肠道疾病的婴幼儿来说，是很好的食疗奶品。

据《本草纲目》记载，羊奶可以补寒冷虚乏，润心肺，治消渴，疗虚劳，益精气，补肺、肾气和小肠气。自古以来，人们就把羊奶作为滋补佳品。国内外营养专家指出，羊奶从基本结构到特性都非常接近人奶。

怎样给宝宝选购奶粉

奶粉对婴儿的成长过程至关重要，它的质量直接关系到宝宝的健康，尤其是那些没有母乳喂养的宝宝。婴幼儿奶粉分别适用于0~6个月、6~12个月和1~3岁的婴幼儿食用。根据婴幼儿不同时期的生理特点和营养需求，婴幼儿奶粉对蛋白质、脂肪、碳水化合物、维生素和矿物质等营养成分进行了全面强化和专门调整。如何给宝宝选购一款合适的优质奶粉是每位父母最关心的事情之一。

首先，看奶粉的成分。母乳中的蛋白质主要是乳清蛋白和酪蛋白，其中乳清蛋白进入胃后与胃液发生作用，然后凝结成鲜嫩而细小的颗粒状乳块，最终被人体消化吸收。在选购奶粉时要注意阅读营养成分表，与母乳蛋白质比例接近的奶粉质量较好。

其次要闻奶粉的味道。优质奶粉应带有轻淡的乳香气，如果有腥味、霉味或酸味，说明奶粉已变质。如果发现奶粉有腐臭的味道，主要是因为奶粉在加工时杀菌不彻底或保存不当造成的；如果有陈腐味和褐变，则可能是奶粉受潮造成的。

再次，看奶粉的溶解速度。可以通过检查试用装了解奶粉的冲调性。质量好的奶粉，冲调性好，冲后无结块，液体呈乳白色，奶香味浓；质量差的奶粉，不容易被冲开，也无奶香味；淀粉含量高的奶粉，冲调后呈糊状，甚至还有很多泡沫。

在选择奶粉时，如果经济条件允许，最好选择生产规模较大、产品质量和服务质量较好的知名企业的产品。然而，奶粉不是价格越贵，质量就越好。一般来说，进口奶粉比较贵，但并不说明它的质量就一定优于国内的同类奶粉。进口奶粉之所以贵，一个重要的原因是其成本中包含了跨境运输、异地销售等关税或费用。

怎样正确评价乳制品的营养价值

乳制品是以牛羊奶为原料加工制成的食品。目前，乳制品有液态奶（如巴氏杀菌奶、发酵乳、奶粉等）、乳粉（如全脂奶粉、脱脂奶粉、奶粉、调制牛初乳粉、牛奶、奶酪等）。

评价乳制品营养价值最简单的方法就是阅读营养成分表，看100克（或100毫升）乳制品中蛋白质等营养素的含量和热值。通常，巴氏杀菌乳等纯牛奶的蛋白质含量在2.9克以上，酸奶在2.3克以上，而含乳饮料在1.0克左右。蛋白质含量的高低，反映了饮品中奶量的多少。相对于纯牛奶，酸奶中的钙含量略高，更容易被人体吸收。通过比较蛋白质的含量，可以从蛋白质、氨基酸营养角度评价乳制品的营养价值。以此类推，也可以根据自身情况选择全脂、低脂、脱脂奶，从其他营养素角度评价乳制品的价值，进而选出适合自己的乳制品。比如，心脑血管疾病、需要控制体重的人群最好选择低脂或脱脂奶。

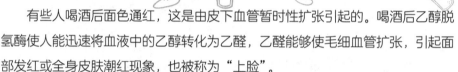

你喝酒会"上脸"吗

有些人喝酒后面色通红，这是由皮下血管暂时性扩张引起的。喝酒后乙醇脱氢酶使人能迅速将血液中的乙醇转化为乙醛，乙醛能够使毛细血管扩张，引起面部发红或全身皮肤潮红现象，也被称为"上脸"。

除了乙醇脱氢酶，还有另一种乙醛脱氢酶，能把乙醛氧化成无毒的乙酸（醋酸）。饮酒后脸红的人，体内乙醇脱氢酶活性较强，乙醛脱氢酶活性很低，这就导致乙醛在体内迅速积累，而且不能被代谢，所以脸红的时间会更长。与酒后无面色的人相比，乙醛在"上脸"的人身体内停留时间越长，毒性越大。然而，正常情况下，1～2小时后乙醇引起的脸红会渐渐褪去，这是因为在肝脏中的氧化酶慢慢将乙醛转化成乙酸，乙酸进入三羧酸循环（TCA循环）就被代谢排出体外了。

少量饮酒能预防代谢综合征吗

代谢症候群又叫代谢不良症候群，它并不是一种特定的"疾病"，而是一种病前状态，如果这种病前状态未得到及时矫正，可能会增加患心脑血管疾病和糖尿病的风险。从医疗角度看，代谢症候群概念的提出，有助于提前警示患者，尽早预防疾病发生。

希腊学者研究发现，每天饮用1～2杯红酒可降低糖尿病、心脏病、中风等相关代谢综合征发生的风险。不当的饮食习惯加上缺乏运动是发生代谢综合征的主要原因，适量饮用红酒有助于预防代谢综合征的出现。但是饮酒与代谢综合征之间的关联并不十分清楚，仍需更多证据来证明红酒对健康的好处。已有证据显示，每天饮用1～2杯红酒的人比完全不喝红酒者患代谢综合征的风险低16%左右，但每天喝3～4杯红酒的人却存在81%左右患代谢综合征的风险，每天喝超过5杯以上红酒的人，患代谢综合征的风险会加倍。

啤酒有益于你的心脏吗

捷克共和国（简称：捷克）是一个人均啤酒消费量最高的国家。在捷克开展的一项关于饮酒与心血管系统健康的调查显示：每天或几乎每天都喝啤酒的人比从不喝啤酒的人患心脏病的概率小得多，其中，患病率最低的是那些每周大约喝4升啤酒的人，他们患心血管系统疾病的概率降低大约50%。

乙醇通常被认为是降低心血管系统疾病发病风险的主要因素。此外，啤酒中还含有的一些来自麦芽、酵母和啤酒花的活性成分也有助于预防心血管系统疾病。给实验动物饲喂不含乙醇的啤酒，也能降低血液中胆固醇的含量，说明啤酒中除了乙醇以外，其他的一些成分也有益于血脂健康。虽然关于红酒、啤酒和白酒哪一种更有益于健康的探讨还在继续，但是仍有越来越多的证据表明适量地饮用啤酒确实可以降低心血管系统疾病的患病风险。

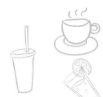

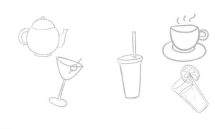

喝葡萄酒好吗

葡萄酒有很多保健功效，有的功效靠吃葡萄是很难达到的，因为葡萄中的一些抗衰老成分（如白藜芦醇）主要存在于葡萄皮里，一些能防治心血管疾病的有效成分（如丹宁酸）主要存在于葡萄籽中。适量饮用葡萄酒能起到养生保健的作用。

专家提示

适量饮用低度葡萄酒，能够起到预防心血管疾病、抗衰老等保健作用。慢性肝炎等人群应当严格限制饮酒。

优质葡萄酒中最重要的活性物质是白藜芦醇。白藜芦醇能降低血液黏度，抑制血小板凝固和血管舒张。喝葡萄酒可预防心血管疾病和脑血栓。美国医学研究会的统计资料显示，爱喝低度葡萄酒的法国人和意大利人，心脏病的死亡率非常低，而喝烈性酒多、喝葡萄酒少的美国人和芬兰人的心脏病死亡率很高。喝葡萄酒还能延缓衰老。空气中的氧气可以使金属氧化，身体中的活性氧也可以使身体"氧化"。活性氧很容易引起化学反应，损伤体内的DNA、蛋白质和脂质等重要的生物大分子，进而使各种组织和器官的功能受损，导致机体衰老。红葡萄酒中含有比较多的抗氧化剂，如多酚类化合物、单宁酸、黄酮类化合物、维生素C、维生素E和微量元素硒、锌、锰等，能消除或对抗活性氧，所以具有抗衰老作用。除此之外，红葡萄酒还有预防感冒、提高记忆力、预防乳腺癌等功效。

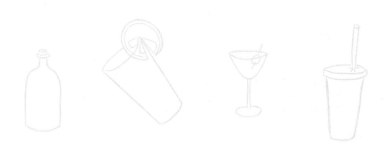

06

chapter
第六章

糖果的秘密

黑巧克力与白巧克力哪个更好

巧克力香气诱人，口感馥郁，深受广大消费者的喜爱。巧克力具有独特的浪漫神秘气息，因此也是情人间表达爱意不可或缺的礼品。巧克力形态各异，从颜色上大致可分为黑巧克力和白巧克力。黑巧克力与白巧克力哪个性价比更高呢？

巧克力的颜色实际上跟巧克力的原料有关。可可豆是生产巧克力的主要原料。可可豆经过清洁、筛选、焙炒、脱壳、碱化（也可不碱化）、碾磨后得到的浆体称为可可浆或可可液块。可可浆经过加工可以分为可可脂和可可粉。可可粉含有黄酮类化合物（如原花青素、儿茶素、槲皮素）和酚酸类物质，具有抗氧化和其他生物活性。可可脂由油酸、硬脂酸、软脂酸、亚麻酸等组成，抗氧化物质含量很低，但是与巧克力的风味关系密切。通常，巧克力中可可脂含量越高，味道越好。黑巧克力是用可可液块或可可粉加上可可脂制作成的巧克力，而白巧克力则是用可可脂制作成的不含可可粉的巧克力。因此，黑巧克力具有抗氧化等保健作用，而白巧克力中几乎不含抗氧化等生物活性物质。在能量方面，白巧克力中乳制品和糖的含量相对较高，吃多了更易使人发胖。

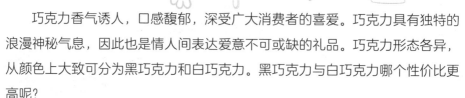

专家提示

黑巧克力与白巧克力中可可粉的含量不同，抗氧化等功效也有差异，消费者可根据自己的保健需求和口味偏好等选购。

什么是类可可脂和代可可脂

可可脂是生产巧克力最重要的原辅材料之一。巧克力的风味或口感，主要取决于可可脂的含量，可可脂来自天然的可可豆。可可豆的生产受到气候等条件的限制，产量远不能满足巧克力生产需要，因此有些巧克力产品采用类可可脂或代可可脂部分地或完全地代替可可脂。类可可脂、代可可脂的实质是什么？人们吃了好不好呢？

类可可脂是采用提纯、蒸馏、调温等方法，从非可可的天然油脂（如棕榈油）中分离得到的与可可脂的分子结构类似的油脂。代可可脂能全部或部分代替可可脂的植物油脂。代可可脂中常含有反式脂肪酸，因此可能对身体产生不良影响。

根据《巧克力、代可可脂巧克力及其制品》《巧克力及巧克力制品》国家标准，巧克力中非可可脂（类可可脂或代可可脂）的含量不得超过 5%，白巧克力中可可脂含量不应低于 20%，黑巧克力中可可脂含量不应低于 18%。如果代可可脂的添加量超过 5%，就不能称作巧克力，只能称作代可可脂巧克力。

口香糖该怎么吃

口香糖可以增加唾液分泌，清洁口腔、牙齿，减少牙菌斑点。咀嚼口香糖过程中的反复咬合动作，能充分锻炼下颌、咬肌和牙齿，有利于牙周健康。吃口香糖有没有害处？应该注意哪些问题？

首先，经常吃含有蔗糖的口香糖可能会引起龋齿。大部分口香糖都以蔗糖为甜味剂。咀嚼口香糖时，蔗糖会在口腔内长时间的停留，口腔中的致龋菌会利用蔗糖产生酸性物质，对牙齿产生腐蚀，导致牙齿脱钙，造成龋齿。

其次，使用含汞材料补牙的人最好不要吃口香糖。瑞士科学家发现，经常吃口香糖会损伤口腔内的假牙，并释放汞，造成血液和尿液中汞含量过多，从而对中枢神经系统和肾脏造成损害。

再次，儿童不宜吃口香糖。儿童通常自我控制能力较差，可能会将口香糖吞食或者误吞进气管。此外，长时间吃口香糖，咀嚼肌始终处于紧张状态，有可能养成睡梦中磨牙的不良习惯，从而影响孩子的睡眠质量。

最后，有胃病的人不应该过多地嚼口香糖。长时间地咀嚼口香糖，会使胃反射性地分泌大量的胃酸。特别是在空腹状态下，可能会引起恶心、食欲减退、反酸等症状，加重胃溃疡、胃炎等。

《美国牙科协会杂志》建议最好以木糖醇口香糖替代蔗糖口香糖，因为木糖醇具有和蔗糖一样的甜味，但不会发酵产酸，不会破坏牙齿。芬兰的研究人员通过临床试验证实，木糖醇具有防蛀效果。

> **专家提示**
>
> 口香糖最好选择以木糖醇等为甜味剂的口香糖。每天嚼口香糖不宜超过 15 分钟。儿童、胃病患者等最好不要嚼口香糖。

果冻有营养吗

果冻晶莹剔透，色彩缤纷，口感爽滑，是儿童最喜爱的零食之一。根据国家标准，果冻是指以水、糖和增稠剂等为主要原料，经溶胶、调配、灌装、杀菌、冷却等加工工序制作而成的胶冻食品。众所周知，人体所需的七大营养素分别是水、碳水化合物、脂肪、蛋白质、无机盐、维生素和膳食纤维。果冻中的水和碳水化合物别属于这七大营养素中的水和碳水化合物。果冻中的增稠剂主要有海藻酸钠、琼脂、食用明胶、卡拉胶等，部分增稠剂属于膳食纤维。膳食纤维可促进肠道蠕动，改善便秘，有保护胃肠道等生理功能。从主要原料来看，果冻是营养健康的。然而，果冻中除了添加水、糖、增稠剂外，还添加了各种人工合成香精、着色剂、甜味剂和防腐剂等。有的色素、防腐剂等食品添加剂，长期过量食用，对人体有害。按照国家标准生产的果冻中，食品添加剂的添

> **专家提示**
>
> 果冻中含有碳水化合物等营养物质，但相对而言，果冻的营养不全面、不均衡，难以满足每日的营养需求。并且，食用过多的果冻可能导致防腐剂等食品添加剂在体内蓄积，对人体健康产生危害。所以，果冻不宜当作主食食用，将其作为零食偶尔食用更为适宜。家长在购买果冻时，应为孩子选择口碑好、质量优的品牌。此外，婴幼儿应谨慎食用果冻，防止被果冻噎住而出现窒息的危险。

加量是合格的。若超出了国家规定的使用剂量，对人体会产生一定的毒害作用。

吃甜品又不胖的秘诀是什么

餐前半小时吃些甜品。从葡萄糖吸收到产生血清素需要 20～30 分钟，血糖上升刺激脑内掌控饱腹的大脑中枢的过程也需要 20～30 分钟。因此，如果在吃正餐前半小时吃甜品，恰好能在正餐时间产生血清素和饱腹感，可防止暴饮暴食。

选择低卡甜品。适当食用含有白砂糖等可转化成葡萄糖的甜品，有助于帮助人体生成血清素，产生满足感，从而控制食量。

正确喝水。吃甜品时适当喝水，可以帮助增加饱腹感，进而防止暴饮暴食，其中以无糖的气泡水效果最好。另外也可选择苦咖啡、红茶或绿茶。这些饮料的苦味能突显甜品的甜味，进而提高吃甜品的满足感。

用果糖代替蔗糖。虽然果糖和蔗糖都能引起肥胖，但是果糖的甜度比蔗糖高约 1.5 倍，这也就意味着吃少量的果糖就能达到较多量蔗糖的甜味效果。蜂蜜就是很常见的果糖来源，当烤蛋糕或者饼干的时候，不放白砂糖，改为放一些蜂蜜，既能限制糖的摄入量，还会别有一番风味。

用木糖醇代替蔗糖。木糖醇的甜味柔和，甜度和蔗糖相当。木糖醇虽然有甜味，但是热量却几乎为零，所以不用担心吃了以后会长胖，也不用担心它对牙齿有损害。木糖醇、阿斯巴甜等甜味剂都可作为制作甜品的原料。

选择合适的甜品。平时吃甜品时可以选择一些低热量的点心，如全麦面包或者水果，因为全麦纤维和水果纤维都有助于保持好身材，这些甜品中微量的糖也不会导致发胖。

专家提示

女性朋友不能因为怕长胖就不吃甜食，也不能因为甜食美味而贪嘴。掌握吃甜食的诀窍，对身体健康有益。

甜点应当怎样吃

很多女性朋友喜欢饭后来一杯甜饮或一碗甜汤，可令人心情大好。但是，过量食用甜点会影响身体健康，应该如何科学健康地食用甜点呢？

首先，上午十点左右和下午四点左右是吃甜点的最佳时间。在这个时候，吃些甜食可以缓解疲劳，调节情绪，缓解压力。但需要注意的是，只能"点"到为止，切记不可吃过多。

其次，在特殊情况下食用甜点有益健康。血压、血糖过低时，吃甜点或糖果可以缓解头晕、乏力、寒冷等症状。呕吐和腹泻时，吃些甜点或喝些糖水，有利于肠胃功能的恢复。运动前不应吃甜点过多，适量吃些甜点可满足人体运动所需要的能量供应。当过于疲劳和饥饿时，吃点甜点可迅速补充体能。

最后，有些情况下不宜多吃甜点。空腹的时候大量吃甜食，高血糖会与组织中的蛋白质相互作用而使身体受到损害。晚上睡觉前也不要多吃甜点，否则过多的糖得不到消耗转化为脂肪。

另外，过度吃甜点除了会引起脂肪堆积、身体发胖外，还可能刺激胰岛素过多分泌，导致胆结石等。

专家提示

低血糖时应适量补糖，运动前可适量吃点甜食。头晕恶心、疲劳饥饿时适当吃些甜品，对健康有益。

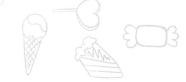

安赛蜜、甜蜜素安全吗

许多饮料、食品中都含有安赛蜜、甜蜜素。从字面上看，安赛蜜、甜蜜素看上去都是味道香甜的物质。安赛蜜、甜蜜素的实质是什么呢？对我们的身体健康有何影响呢？

安赛蜜的化学名为乙酰磺胺酸钾，类似糖精，甜度约为蔗糖的130倍，能溶于水，没有营养，没有热量，它具有良好的耐热性和耐酸性，是化学合成甜味剂。它与其他甜味剂混合使用能产生很强的协同效应，在正常浓度下，可提高甜度30%～50%，但在高浓度时会有苦味。按我国《食品安全国家标准 食品添加剂

使用标准》规定，作为非营养型甜味剂，安赛蜜可用于液体和固体饮料、冰淇淋、糕点、果酱、酱菜、蜜饯、口香糖等食品。

甜蜜素的化学名称为环己基氨基磺酸钠，是一种非营养性人工合成甜味剂，甜度约为蔗糖的30倍，而价格仅为蔗糖的三分之一。甜蜜素不像糖精那样，用量稍多就会产生苦味，因此，作为国际通用的甜味剂，甜蜜素可用于清凉饮料、果汁、冰淇淋、糕点食品及蜜饯等食品，亦可用于酱菜品、糖浆、糖衣、牙膏、漱口水、唇膏等。

安赛蜜和甜蜜素在人体内不代谢、不吸收，可作为中老年人、肥胖患者、糖尿病患者的理想甜味剂。但是，长期大量摄入安赛蜜或甜蜜素，或过量食用安赛蜜、甜蜜素含量超标的食品或饮料，会对人体的肝脏和神经系统造成危害，特别是老年人、孕妇、儿童。如果在短时间内大量食用，就会引起血小板减少甚至出血。

怎样鉴别真假蜂蜜

蜂蜜营养丰富，是我国的传统保健品。市场上的蜂蜜产品五花八门，品牌众多。消费者买便宜的蜂蜜担心是假货，买贵的怕吃亏上当。那怎样鉴别买回的蜂蜜是真是假呢？

首先，可以看外观。真蜂蜜颜色是白色、淡黄色或琥珀色，

因为蜂蜜含有蛋白质、酶、矿物质、维生素和蜂花粉等，所以看起来不是很清亮；假蜂蜜色泽明亮，通常是浅黄或深黄色，外观清凉透明。

其次，可以闻气味。真蜂蜜有淡淡的植物味或花香，回味绵长；假蜂蜜闻起来有刺鼻的异味或水果糖的气味。

最后，可以尝味道。真蜂蜜入口甜腻，部分蜂蜜的后味微酸，但口感绵软细腻；假蜂蜜的蜜味很淡，余味淡薄短促。

蜂蜜结晶是一种正常的物理现象，不要以为结晶的蜂蜜就是假蜂蜜。随着时间的推移和温度的降低，蜂蜜会由液态变成结晶状态，这并不是因为添加白糖造成的。事实上，真正添加了白糖的蜂蜜更不容易产生结晶，容易结晶的蜂蜜才是纯正的蜂蜜。因此，我国蜂蜜质量标准规定蜂蜜的正常状态是"透明黏稠的液体或结晶体"。蜂蜜结晶对它的营养成分及应用价值都没有影响，消费者可以放心食用。

常见糖果知多少

糖果就是以碳水化合物（碳水化合物）为基本原料，添加不同营养素、色素或香精等制成具有不同物态、质构和香味的甜味固体食品。糖果主要有以下五种类型。

硬糖。它是经高温熬煮制成的，含有很高的干固物和较低的残留水分，质地硬脆的糖果。硬糖又称熬煮糖果，其中含有较多的蔗糖和还原糖。水果味硬糖中还含有香料、香精和有机酸。有的硬糖中还添加了色素、奶制品、可可制品、茶叶、麦乳精或果仁。硬糖是最常见的糖果类型。我们常吃的水果糖、薄荷糖等都属于硬糖。

乳脂糖。它是由碳水化合物和脂肪、乳蛋白等经乳化后熬煮，在高温条件下发生美拉德反应而制成具有特殊焦香味

专家提示

糖果种类繁多，适当吃糖可以补充能量，增加生活乐趣。但是糖果含糖量较高，有的还含有反式脂肪酸（如氢化植物油），因此食用糖果时最好注意糖果特点和个人体质。

的糖果。乳脂糖又称焦香糖果，其口感硬度相对较软，属于半软糖。乳脂糖中含有蔗糖、乳制品、油脂等，有的糖果用氢化植物油代替油脂，有的糖果中添加了可可、咖啡、果仁和果脯等。乳脂糖的典型代表就是太妃糖。

充气糖果。它是一种通过机械搅拌作用，在糖体内填充许多细小气泡或通过定向的机械拉伸形成微孔，制成的充气糖果。根据充气的程度，可分为高度充气糖果、中度充气糖果及低度充气糖果。孩子们喜欢吃的棉花糖就是高度充气糖果，奶糖则为低度充气糖果。

软糖。它是一种以碳水化合物、凝胶剂（如明胶）等为主要原料制成的柔软、有弹性和韧性的糖果，软糖又称凝胶糖果。软糖的典型代表就是 QQ 糖。

巧克力糖果制品。它是以可可粉、可可脂和碳水化合物为基本原料制成的特殊含糖食品。巧克力豆、麦丽素等都属于巧克力糖果制品。

吃糖与近视有没有关系

有研究发现，近视除了与维生素 A 有关以外，还与吃糖有关。也有眼科专家指出，过量吃糖容易患上近视；若已患上近视，过量吃糖则可能加重病情。

吃糖过多会使血中产生大量的酸，这些酸可能与组织内的盐类尤其是钙相结合，导致低血钙，这就会影响眼球壁的坚韧性，使眼轴伸长，导致近视。处在生长发育时期的青少年还可能出现骨质变脆，使眼眶骨变得扁平，以至压迫眼球。人体内的糖代谢需要消耗大量的维生素，给视神经提供营养的维生素就会消耗掉，引起眼睛"营养不良"，进而导致近视。吃糖过多，血糖也会增加，就会引起房水、晶状体渗透压改变。当房水的渗透压低于晶状体的渗透压时，房水就会进入晶状体，使晶状体变凸并引起近视。吃糖过多也能使眼内组织的弹性降低，微量元素铬的储存量减少，眼轴容易变长而导致近视。

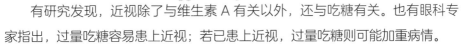

专家提示

近视与饮食存在一定的相关性。适当吃些深海鱼、蓝莓、枸杞、西红柿、胡萝卜、鲍鱼、珍珠肉、蚌肉等，对眼睛能起到一定的保护作用。此外，最好适当限制糖果的摄入量。

多吃糖会得糖尿病吗

糖尿病是一种以高血糖为特征的代谢性疾病，通常是由于胰岛素分泌缺陷或生物效应受损或两者兼有所引起的。从理论上讲，如果胰岛功能良好，摄入再多的糖也会被身体利用、分解、处理，血糖仍会处在正常范围内。但是，如果胰岛功能不好，不仅是摄入"糖"会使血糖上升，吃其他高热量的食物（如脂肪、米、白面）也会有类似的效果。引起糖尿病的病因大致分两种：一种是遗传因素，糖尿病存在家族发病倾向，与基因突变有关；另一种是外部因素，进食多、运动少等都属于引起糖尿病的外部因素。因此，多吃糖会患上糖尿病的说法是不科学的。

专家提示

正常人适量吃糖不会对身体产生危害。应该学会正确的方法有效预防糖尿病，如注意饮食习惯、坚持体育锻炼等，不能片面地把不吃糖作为唯一手段。

糖的摄取对身体机能来说非常重要。它能提供能量，也是一种重要的构成组织和保护肝脏的物质。因此，不能因为害怕患糖尿病而大大减少对糖的摄取，及时补充碳水化合物对身体十分必要。

能不能把糖"妖魔化"

糖是人体最重要的营养素之一，为我们每天的生活提供能量和物质原料。糖能为运动提供热量，因此糖在运动中有着重要的意义。尽管糖对提高运动能力非常有好处，但想通过吃糖来提高运动成绩，不仅徒劳无功，反而会有很多副作用。摄入糖过多，可能使血液中的甘油三酯升高，成为心血管疾病的诱因。营养与行为学的研究表明，多动等症状与摄入过多糖密切相关。如果吃太多的糖，超出身体消耗，它会变成脂肪，进入人体脂肪细胞沉积，导致体重增加。普通人群一次摄入含糖食物的限量以每公斤体重1克为宜，少量多次补充最好。

健身者不必额外地补充碳水化合物，主食中的淀粉基本上可以满足需要。如果是从事耐力运动项目，消耗较大，为了加速消除机体疲劳，促使糖储备的恢复，运动之后可以补充些碳水化合物。水果的糖含量往往超过 8%，所以吃水果也有类似作用。

专家提示

糖是我们人体不可缺少的营养物质。认为吃糖不好，把糖"妖魔化"的做法是不符合科学道理的。

绵白糖和白砂糖中蔗糖的含量一般在 95% 以上。一公斤白糖大约可产生 3900 千卡的热量。由于绵白糖和白砂糖都是纯度较高的碳水化合物，失去了甘蔗中的微量元素，只能提供热量，所以适宜体重适中的健康人群食用。红糖比白糖更有营养，因为红糖除了含有碳水化合物外，还含有铁、铬等微量元素或矿物质。每 100 克红糖含有钙 90 毫克，铁 4 毫克，远高于绵白糖和白砂糖的三倍。中医认为，受寒腹痛的人可以通过饮用热红糖水的方法祛寒；孕妇、产妇可以通过食用红糖调理气血；女性在月经期间可以通过饮用高浓度红糖水为身体补充营养，缓解痛经。有些人认为白糖、红糖的热量太高，食用后容易使人发胖。这种观点是非常片面的。糖是人体每日所需能量的重要来源，长期摄入不足对健康有害。健康生活应当从蛋白质、糖、脂肪、水、维生素、矿物质等的平衡摄入做起。

吃什么糖更健康

糖的概念有广义和狭义之分。狭义的糖是指精制后的白糖、葡萄糖和食品加工中常用的糖浆等；广义的糖则是指各种碳水化合物，包括有甜味的糖和无甜味的淀粉等。吃什么糖是可以选择的，如果想在甜食和健康之间找到平衡点，可以选择以下几类糖。

红糖。它也叫黑糖、褐糖，含有较多的铁、钙、钾、镁等矿物质，具有很高的营养价值。中医认为，红糖有活血散瘀、温中散寒的作用，适合受寒腹痛等人群食用；但是红糖性温，经常上火或口干舌燥的人应当少吃。

专家提示

吃糖与吃其他食物一样，只要进食不
过量就不会有碍健康。

低聚糖。包括低聚果糖、低聚乳糖、低聚异麦芽糖等。它们热量低，能调节肠道的生态平衡，能促进体内有益菌的生长，抑制肠道致病菌或腐败菌的增殖。

糖醇。包括木糖醇、山梨糖醇、甘露醇、麦芽糖醇等。它们能量低，不会引起龋齿，不升高血糖。但每天的食用量不应超过 20 克，因为它们会促进肠道蠕动，过量食用可能会引起轻度腹泻。

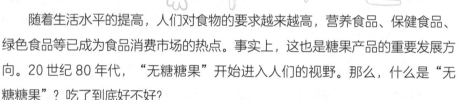

"无糖糖果" 好不好

随着生活水平的提高，人们对食物的要求越来越高，营养食品、保健食品、绿色食品等已成为食品消费市场的热点。事实上，这也是糖果产品的重要发展方向。20 世纪 80 年代，"无糖糖果"开始进入人们的视野。那么，什么是"无糖糖果"？吃了到底好不好？

"无糖糖果"是无糖食品的一种，一般是指不含蔗糖、葡萄糖、麦芽糖、果糖等传统甜味剂的甜味糖果，一般用木糖醇、山梨醇、麦芽糖醇、甘露醇等甜味剂取代传统甜味剂。"无糖糖果"是血糖生成指数很低的食品，适于高血糖等人群食用。

但是，目前市场上的"无糖糖果"并非完全不含碳水化合物（糖），譬如，一些"无糖糖果"中含有的糊精就属于碳水化合物。已有研究者以聚葡萄糖作为原料制作出膳食纤维含量高达 98% 以上的"无糖糖果"。

专家提示

"无糖糖果"具有低甜度、低热量等特点，食用后不会引起血糖升高和胰岛素过度分泌，因此适用于糖尿病和肥胖人群。此外，"无糖糖果"还能防止传统糖果的致龋齿作用。

07

chapter

第七章

烹饪的秘密

吃什么能应对雾霾天气

雾霾是雾和霾的统称，通常把我国区域性能见度低于 10 公里的空气并且普遍混浊的现象被称为雾霾天气。雾霾的形成与人类日常生产、出行活动密切相关，细颗粒物的粒径小于或等于 2.5 微米的颗粒物，通常简称 PM2.5。欧美等国家经研究发现，大气细颗粒物的暴露与肺癌、心血管疾病等存在一定的因果关系。

细颗粒物的组成十分复杂，目前已知的成分有几百种，包括有机成分和无机成分。无机成分包括重金属、金属氧化物、无机离子等。有机成分包括含氮、含硫、含氧有机化合物，羟基化合物，有机金属化合物等，其中对人体危害较大的是一些多环芳烃。此外，细颗粒物还可携带病毒、细菌等病原微生物。雾霾对身体器官的影响程度大致次序如下：肺脏、口鼻腔、心脏和消化系统。雾霾对老人、儿童以及患有慢性呼吸系统疾病人群（如慢性支气管炎、肺气肿、肺心病、慢性鼻炎、咽炎、哮喘病人）的危害较大。

在雾霾天气里，首先要做好防霾工作，个人应尽量减少外出，一定要外出时最好佩戴具有细颗粒物防护功能的口罩。严格地说，饮食并不能直接防霾。但是，良好的饮食习惯有利于提高人体免疫力，对呼吸系统疾病的康复有一定的积极作用。从这个意义上讲，通过合理调整饮食能够在一定程度上减轻雾霾对人体造成的伤害。雾霾天气应该少吃太过刺激的食物，应以清淡菜为主，多吃一些新鲜的水果蔬菜，适量食用豆腐及牛奶等。复旦大学公共卫生学院的学者认为，雾霾天气时适量食用抗氧化食品可能有助于缓解大气污染带来的健康危害。

专家提示

雾霾对呼吸系统等的危害较大。合理饮食有利于呼吸系统疾病的康复，但很难完全消除雾霾危害。雾霾天气应尽量减少外出，出门时要佩带合格的防霾口罩。

动物肝脏能明目吗

维生素 A 又叫视黄醇，可以促进眼内感光色素的形成，其主要功效是预防夜盲症、防止视力衰退、治疗各种眼疾。此外，现代医学研究还表明很多矿物质与眼疾的发生也有着非常密切的关系。因此，用眼过多的人群需要补充充足的维生素及矿物质。

红黄色的食物如胡萝卜、柿子、红薯等往往含有丰富的 β-胡萝卜素，在体内可分解为维生素 A。动物肝脏、鱼肝油等食物也可以补充维生素 A。为了更好地补充矿物质、蛋白质和维生素，有必要注意饮食平衡和营养充足，平时适当多吃些粗粮、蔬菜、水果等食物。

专家提示

随着近视人群数量的增加，保护视力也逐渐受到人们的广泛关注。动物肝脏（猪肝、羊肝、牛肝、鸡肝）中富含维生素 A，对视力的改善起一定的作用，胡萝卜等富含 β-胡萝卜素的食物也具有类似效用。

未腌透的蔬菜能吃吗

刚腌不久的蔬菜（暴腌菜）中含有大量的亚硝酸盐。亚硝酸盐是一种强氧化剂，进入人体后，可使血液中低铁血红蛋白氧化成高铁血红蛋白，失去携带和运输氧的能力，导致组织缺氧。

亚硝酸盐中毒发病迅速，通常在进食 1 ～ 3 小时发病，短者仅 10 分钟，长者可达 20 小时。亚硝酸盐食物中毒又称肠源性青紫病、发绀病，中毒的主要特征是由于人体组织缺氧引起的发绀现象，如口唇、舌尖、指尖青紫，重者眼结膜、面部和全身皮肤青紫，头晕、头疼、乏力、心跳加速、嗜睡或烦躁、呼

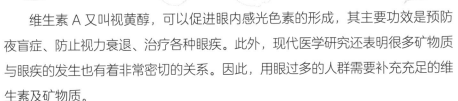

专家提示

腌菜时要保证原料新鲜，加盐量应为蔬菜量的1/10左右，腌制时间至少要超过半个月。市场上销售的暴腌菜最好不要吃。

吸困难、恶心、呕吐、腹痛、腹泻，严重者昏迷、抽搐、大小便失禁，导致呼吸衰竭而死亡。亚硝酸盐是一种致癌物质，长期食用甚至会导致食管癌和胃癌。

怎样腌制食品更健康

蔬菜等在腌制过程中，硝酸盐在一定条件下会变为亚硝酸盐，亚硝酸盐在酸性条件下易生成不稳定的亚硝酸，亚硝酸与蔬菜中的蛋白质反应会生成亚硝胺，亚硝胺是一种致癌物质。如果在腌制和食用腌制品的过程中采取一定的措施来降低亚硝酸盐的含量或阻止亚硝胺的生成，那就既能享受腌腊制品的独特风味，又不会影响身体健康。采取哪些措施可以使腌制食品更健康呢？

腌制菜品的原材料一定要选择完全成熟并且是新鲜采摘的，购买或采摘后应立即进行处理加工，已经发黄腐烂的菜叶子及部位必须彻底清除，并清洗干净。

在腌制之前将原料洗净，晾干。

腌制菜品中所使用的水最好是纯净水或矿泉水，并且所用器具应经过清洗消毒方可。

在腌制的过程中应加入足够量的盐来抑制有害细菌的繁殖生长，从而阻止硝酸盐转化为亚硝酸盐以及亚硝酸与胺的结合。

腌制 15 ~ 20 天后再食用。

经过腌制的菜品在食用前最好用开水清洗，以便除去多余的盐分，也可起到杀菌的作用。

经常食用腌制菜品的消费者，可以经常食用鲜枣、山

专家提示

腌菜要注意安全卫生，避免腐败细菌滋生繁殖。腌菜必须腌够一定时间后再食用，以避开亚硝酸盐生成的高峰期。

楂、猕猴桃、番茄等富含维生素 C 的水果和蔬菜。试验证明，维生素 C 能够抑制亚硝酸和胺形成亚硝胺。

感冒后咳嗽吃什么好

对正常人而言，感冒咳嗽不是什么大病，及时调理就能痊愈。很多医生不主张对轻度的感冒咳嗽进行药物治疗。如果没有基础性疾病，而且咳嗽不是十分严重，可以多喝温开水，也可试试以下几种食疗食谱。

冰糖炖梨。将新鲜的梨去核去皮后，加入适量冰糖，放入锅中隔水蒸软即可食用。

白萝卜饴。将白萝卜切小丁，放入经过干燥消毒的容器中，然后加满蜂蜜，密封，在冰箱中保存直至汤汁浸出后方可打开食用。每次取少许汁液加温开水饮用即可。

糖煮金橘。将小金橘用饮用水清洗干净后用牙签扎些小孔，放入锅中倒入适量饮用水煮沸，加入冰糖适量，用小火炖至软烂趁热食用。

感冒咳嗽时，要多喝温开水，尽量不要吃甜食和油腻食物。喝盐水对呼吸道炎症引起的咳嗽也有一定的缓解效果。

专家提示

食疗对轻度的感冒咳嗽有一定的辅助治疗效果。但是，老年人、有基础性疾病的人、儿童以及食疗后病情加重的患者必须及时就医。

女性能吃出好肌肤吗

拥有白里透红、光滑细腻的完美肌肤，是每个女人的追求。肌肤健康，与饮食营养关系密切。国外一位营养学专家分享了她钟爱的天然食物，据实践证明护肤效果胜过美白面霜。

木瓜。木瓜中含有大量的维生素 C 和维生素 A，有助于防止皮肤老化，而且能去角质。木瓜还含有消化酶（如木瓜蛋白酶），有助于抗炎，减少皮肤发红发痒。

椰子酸奶。椰子汁有益健康，用椰子汁发酵牛奶，可制成椰子酸奶。酸奶中的益生菌能抑制引起痤疮和内分泌失调的病原微生物的生长发育，使皮肤保持清爽。

黑芝麻。黑芝麻含有丰富的必需的脂肪酸、油酸、氨基酸、钾和膳食纤维，如果经常熬夜或者喜欢饮酒，黑芝麻有助于恢复皮肤弹性和光泽。

柠檬。柠檬是众所周知的美白佳品，有助于去除脂溶性毒素以及可能引发粉刺和让油性肌肤恶化的分泌物。柠檬汁能乳化脂肪，有助于保持肌肤水润。柠檬皮中含有的黄酮类化合物，可以杀死口腔和肠道内的细菌，防止细菌引发的痤疮。

番茄汁。番茄富含番茄红素，是最天然的防晒霜，有助于抵御紫外线给人体带来的伤害。此外，番茄也具有改善肌肤暗沉的作用。

烧开水也有讲究吗

自来水通过管道输送到千家万户，给大家的生活带来了极大的方便。为了保证自来水的安全卫生，常常采用漂白粉、氯胺、次氯酸钠等消毒剂对水进行消毒，这些物质在水中可以产生次氯酸，可到达细菌表面，甚至通过细胞膜进入菌体内部，通过氧化作用破坏细菌酶系，从而杀灭细菌。1974年，荷兰科学家罗克（Rook）和美国科学家伯利尔（Belier）发现，氯能和水中存在的有机物、腐殖质等结合生成二氯甲烷、三氯甲烷和四氯化碳等有害物质。

烧水时可以打开壶盖，让蒸

汽蒸发 3 ~ 5 分钟，注意打开抽油烟机把蒸汽抽出室外，这样，卤代烃就可以从水中去除。在标准大气压力下，二氯甲烷的沸点是 40℃，三氯甲烷的沸点是 61℃，四氯化碳的沸点是 77℃，而水的沸点是 100℃，卤代烃沸点都低于水，在烧开水时卤代烃会先汽化变成蒸汽。这时一定要打开油烟机把卤代烃蒸汽抽到室外去，否则人通过呼吸道吸入卤代烃后可能对身体健康产生危害。

吸烟的人喝什么茶好

众所周知，吸烟有害健康，尤其对肺部的危害最大。下面介绍几种清肺茶，吸烟的朋友可以尝试一下。

蜂蜜柚子茶。蜂蜜含有多种维生素和矿物质等，具有润肺、润燥的功效，而柚子中富含维生素 C，两者同食有止咳化痰、清热祛火的功效。

桂花茶。桂花性温味辛，具有健胃、化痰、平肝的作用，用沸水冲泡，加盖焖 10 分钟即可饮用。

银耳茶。银耳是药食两用的补品，内含蛋白质、维生素、碳水化合物及无机盐，银耳茶有滋阴降火、润肺止咳的功效。

天麦冬茶。麦冬可用于肺燥干咳、肠燥便秘、清肺降火。取天冬、麦冬适量，开水冲泡 10 分钟，即可饮用。

专家提示

吸烟对肺部的伤害很大，有的保健茶具有一定润肺或预防肺部疾病的功效，能在一定程度上降低烟碱等有害物质对肺部的伤害。虽然保健茶对吸烟者有一定的好处，但其功效是很有限的，所以还是劝诫烟民们尽早戒烟。

蜂蜜柚子茶有什么好处

据《本草纲目》记载，柚子味甘酸、性寒，具有理气化痰、润肺清肠、补血健脾等功效，能治食少、口淡、消化不良等症，还可以帮助消化、祛痰止渴、理气散结。柚子皮能顺气、去油解腻，是清火的佳品。蜂蜜主要成分是碳水化合物，其中60%～80%是容易被人体吸收的葡萄糖和果糖，是传统的营养补品。

专家提示

蜂蜜柚子茶虽好，却非人人适宜，服用某些抗过敏药的患者不宜多喝蜂蜜柚子茶。

蜂蜜柚子茶不仅味美可口，而且具有美白祛斑、嫩肤养颜的功效。蜂蜜中含有L-半胱氨酸具有排毒作用，经常长痘痘的人服用后能有效缓解皮肤病，有一定祛斑效果。柚子含有的维生素C比较多，也有一定的美白效果。蜂蜜柚子茶能将这两个优点很好地结合在一起，经常食用能清热降火，嫩白皮肤。蜂蜜柚子茶特别适合每天面对电脑的辐射，皮肤受到辐射损伤，面色苍白的白领女性。蜂蜜柚子茶在日本和韩国被称为斩除黑色素的食品。因为色斑的根源藏在皮肤深处，为了彻底消除黑斑，必须首先消除细胞变黑的因素。而维生素C与L-半胱氨酸这两种成分能穿透皮肤根源，有助于美白祛斑。依靠食物实现美白，比用化妆品更健康有效。化妆品只能使皮肤暂时变淡，而健康的食物可以切断黑色素的根源，这种美白效果更持久。

哪些保健茶适于高血压人群饮用

高血压是中老年人的常见病。治疗高血压贵在坚持，患者除了应坚持药物治疗外，还应注意高纤维、低盐及低脂饮食，此外适当饮用保健茶也具有一定的辅助治疗作用。

专家提示

高血压对健康危害较大，合理饮食有助于高血压人群康复。部分药食两用植物具有一定的降压、降脂功效，适当食用对健康有益。需要说明的是，高血压患者在食用药用植物时，必须考虑其有效性和安全性，不能滥用药物，也不能用食物代替药物。

菊花茶。该茶应使用甘菊，味道不苦，其中以苏杭产的大白菊或小白菊最好。也可以在其中加入金银花、甘草共同煎服。

山楂茶。山楂具有助消化、降血糖和血压等功效。使用新鲜的山楂果1～2枚用开水冲泡成茶饮用即可。

荷叶茶。荷叶的浸剂具有扩张血管、降血压、清热解暑、减肥降脂等功效。将新鲜的荷叶洗净剪碎，用适量的饮用水煮沸放凉后代茶饮用。

槐花茶。将绽放的槐树花摘下后用饮用水清洗干净，晾晒至完全干燥，用开水冲泡后代茶饮用。

首乌茶。首乌具有降血脂，减少血栓形成的功效。血脂高的人，饮用首乌茶可起到一定的降血脂效果。该茶的制作方法：取首乌适量加入煮茶壶中，加水适量煎煮 30 分钟，待温凉后饮用即可。

葛根茶。葛根具有改善脑部血液循环之功效，对因高血压引起的头痛、眩晕、耳鸣及腰酸腿痛等症状有较好的缓解作用。将葛根洗净切成薄片，每天 30 克，加水煮沸后当茶饮用。

决明子茶。决明子是常见的降血压、降血脂的中药材。直接取适量的决明子用水冲泡即可。

薏仁可以减肥吗

薏仁中含有蛋白质、脂肪、淀粉、维生素 B_1、薏苡素、薏苡仁酯等物质，除了可以改善皮肤功能外，可以起到一定的减肥效果。在煮薏仁粥时，一定要将薏仁煮熟，因为生食薏仁会引起肠胃不适且难以消化。做薏仁粥应注意以下问题。

挑选新鲜、优质的薏仁，糙薏仁最佳。

将去壳的薏仁用清水洗净，泡一晚上。

将浸泡过夜的薏仁煮熟并滤汁，煮熟的标志是薏仁变成浓稠的汁液。

熟薏仁也可以根据个人喜好添加蜂蜜、砂糖等。

专家提示

适量食用薏仁有助于控制体重，但是减肥不能完全依赖薏仁粥，正确的控制体重方法不仅包括饮食调节，还应包括体育锻炼等。

喝粥能养胃吗

经常能听到这样的说法：胃不好，多喝粥，喝粥最养胃。这种说法到底对不对？如果不对，我们该怎么养胃呢？

粥为半流质食物，不易停滞在体内。如果胃酸等消化液没有完全与食物发生作用，可能对胃黏膜产生不良刺激。粥含水量高，进食过多消化液会被稀释，容易造成消化不良。长时间过量喝粥，胃的消化功能得不到锻炼，可能造成胃黏膜屏障功能下降，胃壁易损伤。所以胃病患者应当养成正确的饮食、生活习惯，喝粥要适度，平时可以吃一些较软的米饭。

其实，对于胃溃疡或浅表性胃炎患者来说，总喝粥不见得是件好事，因为食物经过食道进入胃中，会刺激胃分泌大量的胃酸，而米粥中缺少碱性成分来中和胃酸，容易导致溃疡面受到刺激，甚至加重病情。胃病患者应多吃些面食、苏打饼干，或是在熬粥的时候放点碱面（小苏打）。

养胃，首先要减饭量，少食多餐，不可吃得太饱或者饿的时间太长。其次，脾胃怕寒凉，对于胃不好的人应尽量少吃冷的食物，尽量吃和体温相近的食物，有利于脾胃的保养。

专家提示

提起养胃，很多人都会选择多喝粥，认为这样不仅可以暖胃，还利于消化吸收。在喝粥时，大部分人省掉了咀嚼过程，如果粥煮的不够烂熟，喝到胃里反而会增加胃肠负担。同时，粥的营养价值较为单一，过量喝粥可能会引起营养素摄入不足，造成营养不良。

买酱油有何讲究

酱油是由酱演变而来的，早在 3000 多年前，我国就有制酱的记载了。酱油按生产方法分为酿造酱油和配制酱油。酿造酱油是指在不添加任何化学调味液的情况下，采用纯酿造工艺酿造的酱油。配制酱油是以酿造酱油为主体，添加酸水解植物蛋白调味液和其他添加剂配制而成的酱油。配制酱油一般来说鲜味较好，但酱香和酯香都不及酿造酱油。酱油有特级、一级、二级、三级之分。国家有关部门明确规定，酱油的外包装上必须标明质量等级和氨基酸含量。

在选择酱油时，第一要看色泽，红褐色或棕色，并且鲜艳有光泽、不发黑的酱油是好酱油；第二要看状态，优质酱油通体澄清，浓度适当，无沉淀物，无霉变浮沫。此外，摇动好的酱油会起许多泡沫且不易散去；第三要闻气味，好酱油有酱香，没有其他难闻的气味；第四要尝口味，优质酱油味美醇厚，咸甜适口，柔和，味长，无苦、酸、涩等异味；第五要看包装，仔细查看酱油的质量指标和成分表，成分越简单，表明化学添加成分越少。氨基酸氮含量越高，酱油的品质就越好，风味也越浓。

吃肉丸有什么讲究

肉丸是火锅、麻辣烫中的明星食材。主要材料是肉馅（猪肉、牛肉、羊肉、鱼），可根据不同的口味调整，一般为"肥三瘦七"，配料包括鸡蛋、淀粉、葱、姜、芝麻油、味精、盐等调味品、香料。鸡蛋的作用是调节和控制水含量，可以提高柔软度和口感；淀粉的主要功能是保水，使肉丸具有理想的咀嚼感。

挑选肉丸很有讲究。优质肉丸的外观色泽应该均匀一致，不发黏，组织细腻、紧密、有弹性，切开后不应有过大的孔洞，无肉眼可见杂质，在口感上应该鲜嫩爽口。

市面上销售的肉丸中，大多数是用牛肉或鱼肉制作的，但也有一些由淀粉和食品添加剂混合制的

"仿肉丸"，价格便宜，口感和风味也很贴近真正的肉丸。制作"仿肉丸"会使用食品添加剂，其中肉类香精可增进肉丸的风味，多聚磷酸盐能保持肉的水分，提高肉丸的保水性，使肉丸弹性更足。合理使用食品添加剂不会对人体造成伤害。肉含量较少，脂肪含量也较低，需要控制体重的人群吃这些丸子也不是一件坏事，有助于减少其他食物中脂肪的摄入量。但是，恶意使用病死猪或是过期原料加工劣质丸子属于违法行为，对人体健康有较大危害。目前国家对丸子类食品还没有具体的质量标准，主要靠生产厂家自主制定企业标准。

牛奶可以冲鸡蛋吗

牛奶和鸡蛋都富含营养，那么牛奶和鸡蛋一起吃，是否健康呢？

我们都知道不能用牛奶冲生鸡蛋吃，这是因为热牛奶的温度不够高，难以使鸡蛋完全熟透。生鸡蛋可能带有沙门氏菌等致病菌，仅靠牛奶的温度，细菌很难被全部杀灭，食用后可能引起胃肠炎。含有抗生物素蛋白的生鸡蛋，会阻碍肠内吸收，胰蛋白酶抑制剂能抑制胰蛋白酶的活性，这些都不利于牛奶中营养物质的吸收。鸡蛋也不能放在牛奶中炖，这样会破坏各自的营养成分。老人、小孩等脾胃消化功能较弱的人可以在吃完鸡蛋半小时后再喝牛奶。

专家提示

牛奶和鸡蛋都是优质的高蛋白食品，建议不要用牛奶冲生鸡蛋吃。

如何加热包装奶

液态奶的包装材料一般为阻透性聚合物或含铝箔包装材料。虽然这两种包装材料都是安全可靠的，但是聚合物材料的主要成分是聚乙烯，在温度达到115℃时会发生分解和变化，尤其不耐微波高温，所以采用聚合物材料包装的液态奶不能放在沸水中煮或者放入微波炉中加热；铝箔材料属于金属性材料，用微波加热会着火，所以绝对禁止使用微波炉加热。其实，袋装牛奶都是经过高温灭菌的乳

专家提示

采用正确方法加热包装奶，不会影响
奶制品的营养价值或保健功能。

制品，在保质期内不会滋生细菌，因此无须加热消毒。再次高温加热反而可能破坏奶中的营养成分，使维生素遭到破坏。

在100℃以下，一般的塑料都不会发生变化，因此用100℃以下的热水烫温奶袋的做法是可取的。如果要用微波炉热奶，必须将奶倒入微波专用容器中再进行加热，并且加热时间不要过长，以免破坏奶中的营养物质。

微波炉可以加热塑料包装食品吗

生活中，我们经常用微波炉对食品进行加热，其中有很大一部分食品是用塑料材料包装的食品。事实上，微波炉加热塑料包装食品很可能对人体健康产生安全隐患。

人体产生的激素能通过血液等体液向特定器官或组织中的细胞传递化学信息，控制新陈代谢、发育、能量消耗等生理过程。用微波炉加热塑料包装时，可能会产生、释放一种称为环境激素的化学物质，这种物质会扰乱人体的激素作用，进而影响人体机能，对人体产生危害。

专家提示

用微波炉加热食品十分方便快捷，但是尽量不要用
普通塑料容器盛装食品。可以使用瓷器或微波炉专
用容器盛装食物，再进行微波加热。注意铁质器皿
也不能用于加热，以免造成爆炸等危险后果。

嫩豆腐好还是卤水豆腐好

豆制品现在可谓是风靡全球，全世界的人都开始青睐豆制品。大豆的营养十分丰富，豆制品经过煮沸、磨碎等工艺，使营养成分变得更容易被人体所吸收、

利用。豆腐是我国传统豆制品的优秀代表之一，它的营养价值不亚于牛奶，且还有减肥、预防癌症、预防更年期疾病和预防骨质疏松等保健功能。豆腐有好多种类，其中嫩豆腐和老豆腐是最常见的，两者有什么区别呢？哪个更有营养？

嫩豆腐又称南豆腐，是指用石膏作凝固剂制成的豆腐。嫩豆腐外观偏白，质地细滑，含水量85%～90%，煮熟后有股淡酸味，适合做汤或凉拌。老豆腐又称北豆腐、卤水豆腐，是指用卤水作凝固剂制成的豆腐。老豆腐外观偏黄，含水量80%～85%，比嫩豆腐硬，煮熟后有股豆腥味，适合炒、炖、煮，也适合做成冻豆腐。

有学者检测发现，老豆腐的蛋白质含量约为12.6%，嫩豆腐蛋白质约为10%。从含钙量来看，老豆腐约为140毫克/100克，嫩豆腐约为120毫克/100克。相对来说，无论是蛋白质还是钙质，老豆腐都略胜一筹，当然嫩豆腐的营养价值也是不容小觑的。

豆腐与肉搭配同食，氨基酸更全面。吃豆腐时搭配一些维生素D含量丰富的食物（如蛋黄、动物肝脏、血豆腐等），可促进钙的吸收利用。木耳、青菜等中含有能提高免疫力的抗氧化成分，也可搭配豆腐食用。

冻豆腐营养成分流失了吗

冻豆腐是将鲜豆腐经过冷冻保藏制成的，冻豆腐经过解冻后，有较多的空隙和良好的弹性，能够充分吸收汤汁而变得异常美味，因此大受消费者的喜爱，那么豆腐经过冷冻后营养成分流失了吗？

有专家经研究发现，新鲜的豆腐经冷冻变成冻豆腐后，在物理状态上，其内部的组织结构发生了某种程度的变化而成蜂窝状，并且豆腐的颜色由原来的乳白变为浅灰色。在对比其中营养物质的含量变化时发现，冻豆腐中的蛋白质、维生素及矿物质等营养物质并没有减少很多，可忽略。并且豆腐在冷冻的过程中会产生一种特有的酸性物质，这也就是我们食用冻豆腐时略有酸味的原因，这种酸性物质不但可以使冻豆腐具有独特的风味，而且还能破坏人体的脂肪，有助于清除人体内多余的脂肪，是减肥人士的理想食品。冻豆腐孔隙多，营养丰富，热量少，食后不易出现饥饿感，是肥胖者控制体重的良好食品。

吃火锅时，最好将冻豆腐放在清汤中，因为冻豆腐的孔隙可以吸附汤中的油脂，多吃会对身体健康产生不利影响。

炖豆角要不要盖锅盖

豆角中含有蛋白质、维生素、矿物质和其他营养素。豆角中含有的B族维生素，能维持正常的消化腺分泌和胃肠道蠕动，可帮助消化、增进食欲。豆角中含有的维生素C能促进免疫抗体的合成，提高机体的免疫力。豆角中所含的磷脂有促进胰岛素分泌、参与糖代谢的作用，是糖尿病患者的理想食品。

豆角中含有氰苷，水解后能产生氢氰酸，氢氰酸对人体有害。高温烹煮后，氢氰酸会从豆角中挥发出来。如果锅盖捂得太过严实，氢氰酸就不能及时逸出，可能就被"焖"在锅里了。吃了这样的豆角，可能会出现食物中毒。此外，烹饪豆角时如果打开锅盖，也有利于把豆角中的农药残留排放出去。

番茄炒鸡蛋的营养价值如何

番茄中含有丰富的胡萝卜素、维生素B、维生素C等。番茄红素是番茄中类胡萝卜素含量最高的，平均每100克番茄中含3克左右的番茄红素。番茄红素对心血管系统具有很好的保护作用，可减少患心脏病的风险。它也是目前从植物中发现的活性最强的抗氧化剂之一，能清除自由基、保护细胞、防止癌变，可有效降低前列腺癌的风险。番茄中的烟酸可促进红细胞的生成，保持血管的弹性，润泽皮肤。此外，番茄还具有降血压、健胃消食、凉血利尿等诸多作用。鸡蛋的蛋白质、脂肪、维生素、卵磷脂、钙、铁、锌等丰富，氨基酸组成均衡合理，所含二十二碳六烯酸（DHA）和卵磷脂可健脑益智，提高记忆力。

番茄炒鸡蛋，风味独特，甜酸适口，营养丰富。在烹饪过程中，番茄中的维生素 C 等酸性物质具有护色作用，可防止鸡蛋在炒制时发生羰氨反应，从而呈现出番茄多汁、鸡蛋嫩黄的诱人外观。

番茄怎么吃更健康

番茄的营养价值极高，含有丰富的维生素 A、维生素 C、维生素 K、钾、β-胡萝卜素和番茄红素。一般来说，番茄越红，它含有越多的番茄红素，全熟番茄中的维生素 C 和 β-胡萝卜素的含量是刚采摘的半熟番茄的两倍。番茄红素具有较强的抗氧化能力，同时还具有抗癌、保护心血管、降低胆固醇等作用。β-胡萝卜素和番茄红素都是很好的抗氧化剂，能够帮助人体延缓衰老，还能淡化色斑，起到美白效果。番茄中含有丰富的钾，有助于人们控制血压，维持神经系统的功能，增强肌肉活力。番茄中大量的果胶和纤维会使食用者有饱腹感，所以肥胖人群可以选择适当多吃番茄来控制卡路里的摄入。经常食用番茄有利于心脏健康。在一项对 4 万名女性进行的研究中发现，每周吃 7 ~ 10 份番茄菜肴的女性比那些每周只吃 1.5 份番茄菜肴的女性患心血管疾病的风险低 29%。

番茄怎么吃更健康呢？生吃好还是熟吃好呢？研究发现，与食用生番茄相比，人们食用加热后的熟番茄，可以增加番茄红素等抗氧化剂在血液中的浓度。

这是因为高温会破坏番茄细胞的
细胞壁，促进番茄红素等抗氧化
剂的释放。而且，在烹调番茄过
程中常会用到油脂，这些油脂有
助于番茄红素等脂溶性抗氧化剂

专家提示

番茄是大自然赐予人类最好的美食之一，它含有大量的营养素和活性成分。番茄生吃、熟食均对人体有益。

的溶出。用白糖凉拌番茄也是一种健康的吃法，加入的白糖能增大番茄细胞外的渗透压，导致细胞壁破裂，从而促进番茄红素和其他活性物质流出。可以看出，番茄可以生吃也可以熟吃。这两种吃法都对身体有好处，可以根据自己的喜好来选择。如果为了补充维生素 C，那么生吃、熟吃都可以，因为番茄的酸度很大，有利于维生素 C 的稳定，加热后维生素 C 损失也较少。一项研究表明，经常吃生番茄的男性比很少吃番茄的男性患前列腺癌的风险低 11%，吃煮熟番茄的男性则低 19%。即使食用很少量的番茄，也会起到相当大的作用，例如，每天只吃 170 克生番茄，患前列腺癌的风险也会降低 3%。

番茄含有的大量果胶，它可与酸反应生成不溶性物质，容易引起胃痛，导致腹泻。因此，虽然番茄的好处多多，但也不能贪心，一天食用 1 ~ 4 个较好。吃番茄的时候，最好不要去除皮，因为番茄的皮中也含有维生素、矿物质和膳食纤维。

 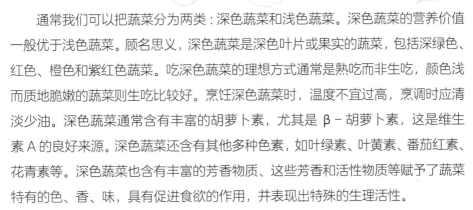

深色蔬菜有哪些独到之处

通常我们可以把蔬菜分为两类：深色蔬菜和浅色蔬菜。深色蔬菜的营养价值一般优于浅色蔬菜。顾名思义，深色蔬菜是深色叶片或果实的蔬菜，包括深绿色、红色、橙色和紫红色蔬菜。吃深色蔬菜的理想方式通常是熟吃而非生吃，颜色浅而质地脆嫩的蔬菜则生吃比较好。烹饪深色蔬菜时，温度不宜过高，烹调时应清淡少油。深色蔬菜通常含有丰富的胡萝卜素，尤其是 β - 胡萝卜素，这是维生素 A 的良好来源。深色蔬菜还含有其他多种色素，如叶绿素、叶黄素、番茄红素、花青素等。深色蔬菜也含有丰富的芳香物质、这些芳香和活性物质等赋予了蔬菜特有的色、香、味，具有促进食欲的作用，并表现出特殊的生理活性。

常见的深绿色蔬菜包括菠菜、油菜、冬寒菜（马蹄菜）、芹菜叶、蕹菜（空心菜）、莴笋叶、芥菜、西兰花、西洋菜、小葱、茼蒿、韭菜、萝卜缨等。

常见的红色和橙色的蔬菜包括西红柿、胡萝卜、南瓜、红辣椒等。

常见的紫红色蔬菜有红苋菜、紫甘蓝、蕺菜（鱼腥草）等。

专家提示

深色蔬菜通常营养丰富，适当多吃有益健康。但是有的深色蔬菜中草酸含量较高，在食用前最好进行热烹、炒制或者焯烫，以除去其中的大部分草酸。同时，这样做也有利于提高人体对深色蔬菜中番茄红素以及钙、镁等营养素的吸收率。

吃隔夜银耳真的会中毒吗

银耳，又称白木耳、雪耳，是银耳科银耳属真菌银耳的子实体。中医认为，银耳味甘、淡，性平，具有滋阴润肺、益气和血的功效。现代研究发现，银耳含有多糖、胶质、矿物质等，其钙质含量尤高。银耳一直被当成补品，银耳含有的银耳多糖有提高免疫力、抑制肿瘤、延缓衰老、调节血糖和血脂、预防血栓、抗辐射和保护胃黏膜的作用。有人觉得银耳现吃现炖太麻烦，干脆炖几天的量，多快好省。但是隔夜的银耳羹能喝吗？吃隔夜银耳会不会引起食物中毒？

银耳中含有硝酸盐，硝酸盐本身是无毒的，但如果它被还原成大量的亚硝酸盐且进入体内，会导致高铁血红蛋白。亚硝酸盐会使血红蛋白中的二价铁氧化成三价铁，从而失去携带氧气的能力，导致缺氧，严重时会导致死亡。至于致癌，则是亚硝酸盐转化成亚硝胺，亚硝胺是公认的致癌物。隔夜银耳中的硝酸盐会被细菌分解成亚硝酸盐。亚硝酸盐不仅容易引起中毒，也会增加患胃癌的风险。但是，如果银耳保存得当，如密封后置冰箱冷藏，那就能极大地避免上述现象的发生。

银耳和木耳的营养非常接近，以硝酸盐、亚硝酸盐为例。鲜木耳中硝酸盐含量约为120毫克/千克，亚硝酸盐含量约为2.5毫克/千克，均远低于联合国粮农组织的限制标准（一级新鲜蔬菜硝酸盐含量应低于432毫克/千克，无公害蔬菜亚硝酸盐含量不应低于40毫克/千克）。当新鲜银耳制成干品，硝酸盐和亚硝酸盐也会有所损失。因此，干燥的产品更安全。在室温下，隔夜的水煮木耳，其中的亚硝酸盐含量从 2.19 毫克 / 千克上升到 2.59 毫克 / 千克，远小于 200 毫克的中毒剂量。银耳与木耳类似，因此银耳隔夜冷藏后一般不会对人体产生明显危害。

专家提示

干品银耳在食用前需要泡发，硝酸盐和亚硝酸盐极易溶于水。在烹饪前最好用流水多冲洗银耳几次。

核桃的营养价值高吗

核桃具有很高的药用价值，中医认为，核桃味甘，无毒，有健胃、补血、润肺、养神等功效，且将核桃列为久服轻身益气、延年益寿的上品。现代医学研究认为，核桃中的磷脂，对大脑有良好的保健作用；核桃油富含不饱和脂肪酸，有防治动脉硬化的功效；核桃仁中含有锌、锰、铬等人体不可缺少的微量元素。在人体衰老过程中，锌、锰的含量日渐减少，及时补充这些物质有益于人体健康。铬有促进葡萄糖的利用、促进胆固醇的代谢、保护心血管系统的功能。有研究显示，吃核桃可以预防前列腺癌、乳腺癌，降低患糖尿病的风险。

专家提示

吃核桃有很多好处，但是核桃富含油脂，因此要适量食用。

山竹该怎么吃

在泰国，山竹与榴莲被视为"夫妻果"，如果榴莲吃多了上火，可以吃几颗山竹来降火。山竹中富含蛋白质和脂类，具有很好的滋补作用，那么山竹该怎么吃才能起到滋补的作用，哪些人群更适合食用山竹呢？

山竹中含有丰富的叶酸、蛋白质等营养成分，可以起到良好的抗氧化作用。

多吃可令肌肤滑腻白皙，但是如果过量食用则容易引起便秘。山竹中的碳水化合物含量较高，因此肥胖者、糖尿病患者宜少吃或不吃。中医认为，山竹属寒性水果，可降燥、清凉、解热，因此对于身体较为虚弱的人来说应该少食为妙。山竹不宜与寒凉食物同食，如西瓜、豆浆、啤酒、白菜、芥菜、苦瓜等。

木瓜、番木瓜有何区别

超市里常常有木瓜出售，可是有人说超市里的木瓜是番木瓜。木瓜和番木瓜到底有何联系和区别？哪个吃了对身体最好？

木瓜是我国传统的药食两用植物，产于陕西、山东、安徽、湖北等地。在植物学上，木瓜属于蔷薇科，木瓜属。番木瓜原产于墨西哥南部以及邻近的美洲中部地区，我国广东、海南、福建、广西等地也有栽培。在植物学上，番木瓜属于番木瓜科，番木瓜属。可以看出，木瓜与番木瓜是两种完全不同的水果。但是，木瓜以药用为主，很少生食，而番木瓜生食口感香甜，因此经常被称作"木瓜"。超市等地售卖的木瓜实质上都是番木瓜。

木瓜和番木瓜都含有较丰富的营养成分。木瓜含有较多的维生素、单宁和有机酸（如枸橼酸、苹果酸、酒石酸）。中医认为木瓜具有温胃化湿、益肝等功效，因而可以用来缓解脚气水肿以及腰膝关节疼痛等疾病。番木瓜则果肉厚实细腻，清香甜美，汁水丰满，被称为"万寿果"。番木瓜含有丰富的维生素C，是苹果维生素含量的48倍。番木瓜还含有丰富的维生素E和钙、钾、镁等，因而可以作为天然的抗氧化剂和补钙、补钾、补镁剂。番木瓜中的铁元素使其具有一定的预防缺铁性贫血的作用。另外，番木瓜中的类胡萝卜素可以转化为维生素 A，使其具有增强免疫力等作用。现代医学表明，番木瓜含有丰富的酶类，这些物质可能刺激女性荷尔蒙分泌，有助于女性乳腺发育，还能刺激卵巢分泌雌性激素，有一定的催乳作用，并且能平衡青少年的荷尔蒙代谢，防止长青春痘。一般人群均可放心食用番木瓜，但孕妇不宜多吃，因为番木瓜中的一些成分易使子宫平滑肌兴奋，摄入过量可能会引起流产。

炒菜时油温多高适宜

很多人认为炒菜时油温越高越好，事实上，植物油过热可能产生毒素，长期食用对身体有害。

不同的植物油，产生毒素的温度差别很大。一些植物油的致毒点较低，在90℃左右；而另一些植物油的致毒点稍高，在 240℃左右才会产生毒素。只有了解各种植物油的致毒点，将油温控制在致毒点之下，就能有效防止植物油在烹调的过程中产生毒素，从而降低致病风险。致毒点简单来讲就是植物油在加热的过程中开始变质并且生成一些有毒物质的温度，它是一个特定的温度值，温度达到致毒点之上植物油就不能食用了，炒菜时油温一定要控制在致毒点之下。具体而言，植物油加热超过致毒点就会被强烈氧化，其中的亚油酸、亚麻酸和油酸等营养成分会发生降解，变成醛类、酮类、酸类等。因此，消费者在平时炒菜过程中应注意油温不可太高，一般当油开始大量冒烟时就已开始产生毒素。总体上讲，含饱和脂肪酸较多的植物油耐热性较好，致毒点也较高，如棕榈油、椰子油等；而对于那些含有较多单不饱和脂肪酸的植物油来说，其耐热性较差，致毒点较低，如茶籽油、橄榄油、杏仁油等；还有一部分植物油含有多不饱和脂肪酸较多，它们也最不耐热，致毒点也最低，包含我们日常食用最多的植物油,如花生油、大豆油、玉米油、亚麻籽油、核桃油等。

专家提示

炒菜时油温不宜太高，温度超过致毒点会产生有害物质。

在日常生活中，炒菜时油的温度并不会升得太高，但是在油炸食品的过程中，油温很容易升到很高，那么哪些油在油炸过程中性能较为稳定呢？有学者研究发现，玉米油通常比大豆油的热稳定性好，菜籽油比橄榄油好，未精炼的粗油比精炼油好。如果长期食用超过致毒点的植物油制作的食物，将增加患老年痴呆、动脉硬化、脑缺血、高脂血症、肝硬化、胃炎、胃癌等疾病的风险。

泡和焯能去掉蔬菜中的不安全因素吗

蔬菜中存在的不安全因素包括农药污染、生物性污染、重金属污染、硝酸盐污染等，这些不安全因素可能影响人体健康。泡和焯能否去除这些不安全因素呢？

蔬菜通过浸泡可以把表面小部分的农药去掉，但是农药一旦吸入细胞中，浸泡就不怎么起作用了。目前农业中常用的有机磷农药大多是油状或者结晶状，一般不溶于水，六六六等有机氯农药也不溶于水。亚硝酸盐易溶于水，而重金属盐大多难溶于水。用温水洗蔬菜和水果，只能去除部分残留在表面的有机磷农药。需要注意的是，一般不建议用洗涤剂来泡洗蔬菜水果，因为洗涤剂为化学试剂，容易造成二次污染。对于菌类食品，浸泡并不能降低重金属含量。用沸水焯蔬菜，可以去除有机磷农药，这是因为加热对有机磷农药有分解作用。同时，焯菜还能有效去除草酸和亚硝酸盐，但焯菜几乎不能去除食物中的重金属。随着加热时间的延长，蔬菜中维生素 C、维生素 B_2 等水溶性维生素的含量就会下降，酚类物质的含量也会下降。钾含量也会随着加热时间的延长逐渐降低，同时也会有一些镁元素流失。但不溶于水的类胡萝卜素、维生素 K、钙、铁等含量不会明显下降。

专家提示

未经处理的蔬菜所包含的不安全因素较多，除了农药残留以外，还有微生物污染、重金属污染等。浸泡和焯烫均有一定去除不安全因素的效果，但都难以完全消除所有不安全因素。消费者应根据实际情况选择适当的方法去除不安全因素。

08

chapter
第八章

保健的秘密

晚上喝牛奶睡得更香吗

俗话说："能吃能睡，长命百岁""一夜不睡，十夜不足"。夜晚睡眠的质量直接关系到白天的工作和生活，对健康有着重大的影响。正常情况下，成人每天晚上需要睡 7 ~ 8 个小时，婴儿和儿童的睡眠时间比成人更长一些。生活中有很多人存在失眠等睡觉问题，有些人甚至需要药物帮助才能入睡。那么通过饮食调节能不能消除失眠困扰？晚上喝牛奶真的可以促进睡眠吗？

国外科学家通过双盲试验发现，每天喝一两或一斤普通市售牛奶对睡眠质量没有显著影响，但是如果用晚上挤的牛奶代替普通市售牛奶，那么睡眠质量会显著提高。这主要是因为睡眠与褪黑激素密切相关，晚上挤的牛奶中含有较多的褪黑激素，而普通市售牛奶中褪黑激素的含量往往很低。芬兰赫尔辛基大学的科学家分析了上百篇有关睡眠与饮食之间关系的论文，发现有的食物能够影响睡眠，有的食物则不会影响睡眠。通常，色氨酸、B 族维生素、镁等含量较多的食物有助于促进睡眠。色氨酸在体内可以作为前体转变成神经递质 5- 羟色胺和褪黑激素，因此对睡眠具有一定的促进作用。维生素 B_{12} 能够促进褪黑激素分泌，适当补充维生素 B_{12} 往往有助于改善睡眠。维生素 B_6 是色氨酸转变成 5- 羟色胺必需的维生素，因此对睡眠也具有一定的积极作用。镁能够刺激褪黑激素分泌，是 γ - 氨基丁酸（GABA）的激活剂。γ - 氨基丁酸与神经传递、睡眠关系密切，很多催眠药、麻醉药都是通过增强 γ - 氨基丁酸介导的神经传递来发挥作用的。

睡眠是非常复杂的生理活动，受到环境、情绪、疾病等很多因素的影响，单纯依靠牛奶等催眠很多时候难以奏效。采用多种方式确保身心健康，才是防治失眠的正确途径。

> **专家提示**
>
> 食物与睡眠之间存在着密切的关联。遭受失眠困扰的人，日常饮食中应当注意氨基酸（如色氨酸）、矿物质（如镁）、维生素（如维生素 B_6）等营养素的摄入，适当多吃一些新鲜水果、蔬菜、整粒谷物以及低脂蛋白类食物，确保营养均衡，才能保持身心健康。

什么是蛋白质互补作用

无论是谷物、蔬菜、水果还是肉类，其蛋白质中各种氨基酸的组成和含量总是与人类的实际需要有些差距。每个人的食量有限，为了在有限的食量范围内摄取到生命所需的营养量，通常需要将各种食物互相搭配、混合食用、取长补短。通过食物搭配来达到氨基酸摄入与需求平衡的过程，叫作蛋白质的互补作用。

在现实生活中，我们经常混合搭配各种各样的食物来吃，这样不仅可以调节口感，还可以增加食物的多样性。例如，谷物的赖氨酸含量不足，但蛋氨酸含量较高，而豆类的蛋氨酸较少，赖氨酸较多。当水稻和大豆蒸成米饭，蛋白质的有效性（生物价）可以大大提高（从 60 到 73）。另一个例子，面粉和牛肉，它们蛋白质的生物价为 67 和 76，如果以 7：3 的比例混合，其蛋白质的生物价可提高到 89。

专家提示

为了充分发挥食物的蛋白质互补作用，在调配膳食时，应该使食物尽量多样化一些，食物的生物学分类距离愈远愈好，如将动物性食物和植物性食物混合通常比将单纯的植物性食物内部混合要好一些。

你缺乏什么营养素

营养充足是保证健康的必要条件。了解我国居民容易摄入不足的营养素的种类、功能和食物来源，有助于改善个人营养状况，增强体质。

钙是我国居民的首要营养素。在我国，居民每日平均摄入量为 405 毫克，仅达到推荐摄入量（RDA）的 49.2%。缺钙可能导致足部抽筋、盗汗、腰椎酸痛和骨质疏松症。维生素 B_2 是我国居民第二缺乏的营养物质，居民每日平均摄入维生素 B_2 的含量为 0.8 毫克，只占每日推荐摄入量的 58.4%。缺乏维生素

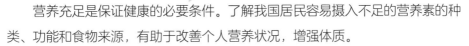

B_2，会出现嘴唇脱皮、口腔溃疡、皮肤瘙痒等现象。维生素 A 是我国居民第三摄入不足的营养素，居民每日平均摄入量为 476 微克（维生素 157 微克，β - 胡萝卜素 319 微克），仅为每日推荐摄取量的 61.7%。缺乏维生素 A 可导致皮肤干燥粗糙，眼睛干涩畏光。

我国人均每日摄入锌 12 毫克，比每日推荐摄入量少 20%，特别是儿童和青少年，缺锌更为严重。全国人均每日摄入维生素 B_1 1.2 毫克，比每日推荐摄入量少 11.3%。由于城市居民普遍食用白米，而维生素 B_1 主要集中在大米、小麦等的外皮，所以城市居民缺乏维生素 B_1 特别严重。我国人均每天摄入硒 42 微克，比每日摄取推荐量少 11.7%。

调查数据显示，我国居民每日铁摄入量可达到每日摄入推荐量，但我国居民补铁主要来自于大米、坚果、蔬菜等植物性食品，属于非血红素铁，人体对其吸收利用率低，吸收率远远低于动物性食物中所含的铁。此外，人们最常食用的谷物含有较高浓度的植酸，可明显抑制铁的吸收。所以，虽然食用了一定量的含铁食物，但真正被人体吸收的铁却往往不能满足人体的需要。

维生素 K 有多重要

维生素 K 又名凝血维生素，缺乏维生素 K，会降低体内凝血酶原的合成，导致出血时间延长。如果人体延长凝血时间，那么轻微创伤或受伤，也可能导致血管破裂、出血和皮下肌肉、脑、胃肠道、腹腔、泌尿系统等器官或组织出血或贫血甚至死亡。维生素 K 还参与骨代谢，维生素 K 参与维生素 K 依赖性蛋白（骨钙素）的合成，骨钙素调节骨内磷酸钙的合成。对于老年人来说，他们的骨密度与维生素 K 呈正相关，经常食用含维生素 K 的绿色蔬菜能有效降低骨折风险。

天然的维生素 K 分为维生素 K_1

和维生素 K_2 两种。绿叶蔬菜有更高水平的维生素 K，其次是牛奶和肉类，水果和谷物较低。动物肝脏、肉类、菜花、卷心菜、生菜、菠菜、萝卜叶、苜蓿、豌豆、香菜、紫菜、奶酪、鱼、蛋、黄油、牛奶、大豆油、坚果和谷物中的维生素 K 含量丰富。

新生儿和婴儿有时会出现维生素 K 缺乏症，主要表现为皮肤出血、呕血、便血、穿刺部位出血时间长，常伴有颅内出血、肺出血。对女性来说，维生素 K 可以减少生理性出血，还可防止内痔出血和痔疮。

但是，维生素 K 药丸不能随意服用，必须遵照医嘱。服用过量的维生素 K_2 可能导致溶血性贫血、高胆红素血症和肝毒性，或诱发成人心脏病和肺部疾病。相比之下，通过食物补充维生素 K 要安全得多。

怎么判断维生素 B_2 缺乏

维生素 B_2，又称核黄素，是体内许多酶的辅酶成分，参与多种物质和能量代谢，所以缺乏维生素 B_2 可能出现各种各样的症状。

维生素 B_2 缺乏症的主要特征是皮肤和黏膜代谢失调。缺乏维生素 B_2 可引起口角炎、舌炎，还可能引起视力模糊、怕光、好流泪等症状。

缺乏维生素 B_2 还会引起脂溢性皮炎和阴囊皮炎。脂溢性皮炎的特征为皮脂分泌增多，有皮炎、裂纹和丝状。皮炎主要发生在皮脂分泌旺盛的地方，如鼻子两侧、耳朵、眼睛、额头、眉间、两腋下和腹沟等。皮肤的损害也可能发生在阴囊及会阴处，在阴囊出现红斑、脱屑、结痂，或有渗出、糜烂，细菌感染后还会有化脓等症状，即为阴囊湿疹样皮炎。当然，阴囊皮炎也可能是由真菌感染引起的，或者是由其他原因所致的阴囊湿疹。如果阴囊皮炎是由维生素 B_2 缺乏引起的，补充维生素 B_2 会很快治愈。

专家提示

缺乏维生素 B_2 较为普遍，可能与维生素 B_2 性质不稳定，在加工烹饪过程中极易被破坏有关。维生素 B_2 的主要膳食来源是动物性食品，乳类、蛋类、动物肝脏、肾脏和心脏中维生素 B_2 的含量都较丰富，大豆等豆类以及菠菜、韭菜、油菜等绿叶蔬菜中也含有一定量的维生素 B_2。

维生素C有多重要

维生素 C 又叫抗坏血酸，它具有非常重要的生理功能。维生素 C 能促进细胞间质胶原的形成。胶原在细胞间的黏附和维持组织器官的完整性中起着重要的作用。缺乏维生素 C，间质结构会增大，毛细血管脆性会增加，全身有大量出血，骨骼和牙齿不能正常发育，牙齿松动，牙龈出血，伤口无法愈合，还可能造成贫血。严重缺乏维生素 C 会造成坏血病。维生素 C 还能增强机体免疫力，使免疫细胞成熟，促进体内抗体的形成，改善巨噬细胞的功能。维生素 C 是一种天然的抗组胺剂，能减轻炎症和刺激免疫防御系统产生干扰素，从而增强免疫力。维生素 C 还可以作为铅中毒、砷中毒和苯中毒的解毒剂。维生素 C 也能使高价铁在肠道变成易于吸收的低价铁，促进铁的吸收，所以在服用铁补充剂时最好同时补充维生素 C。维生素 C 也有一定的抗癌作用，有研究发现，如果每天补充一定量的维生素 C，可使体内致癌物质急剧减少。

> **专家提示**
>
> 维生素 C 主要来源于新鲜的水果和蔬菜。在日常生活中，应当避免过分烹调，以减少维生素 C 的损失。

儿童补钙食物有哪些

钙是人体中含量最丰富的金属元素，占人体体重的 1.5% ~ 2%，即 1200 ~ 2000 克。人体中 99% 的钙存在于骨骼和牙齿中，1% 的钙存在于血液和软组织中。骨骼是人体的支架，又是钙库，人体缺钙时，可调动骨钙补充，使骨钙与血钙处于动态平衡状态。儿童缺钙易导致如下病症：厌食、偏食，不易入睡、易惊醒，易感冒，头发稀疏，智力发育迟缓，学步、出牙晚或出牙不整齐，阵发性腹痛腹泻，X 或 O 型腿，鸡胸。

在需要时适当补钙有助于儿童健康成长。虽然现在有很多补钙产品，包括钙片、钙口服液等，但是通过食物补钙仍是最重要的方法之一，且这种方法安全有效。含钙丰富又适合儿童食用的食物有豆腐、豆浆等豆制品，虾皮、海带、紫菜、海鱼等水产品，奶酪等乳制品，蛋黄、排骨汤、藕粉、芝麻、山楂、根茎类蔬菜等。

专家提示

通过食物补钙，既安全又有效。儿童服用钙片或口服液等最好遵照医嘱，家长不要盲目给孩子补钙。

儿童补锌食物有哪些

通常，如果儿童出现以下症状，即是缺锌。食欲不振，挑食、厌食、拒食，不主动进食，乱吃奇怪的东西，如咬指甲、咬衣物、咬头发等；免疫力低下，经常感冒发烧，比较容易出虚汗。亦或是指甲出现白色斑点，长倒刺，皮肤伤口不容易愈合；视力、注意力出现问题，反应变慢，多动；生长发育缓慢，身高体重均低于同龄儿童。

如果发现孩子缺锌，也要注意补锌方法，最好通过饮食补锌。营养专家提倡母乳喂养，这是因为人体吸收母乳中的锌可高达 62%。也可以增加富含锌食物的摄入量，如瘦肉末、鱼类、海产品、猪肝、蛋黄、豆类等。让孩子养成良好的饮食习惯，不挑食，不偏食，粗细粮混合搭配，注意食物种类的均衡。

如果食疗法补锌无效果或者效果不显著，则可以考虑药物补锌，但是必须去医院进行正规检查，确诊缺锌后在医生的指导下进行药物补锌。用药时间不宜太长，期间要及时复查，达到补锌效果后应及时停药。

专家提示

通过食物补锌，既安全又有效。锌是微量元素，摄入过量可能对健康有害，因此不能给儿童过度使用补锌剂。

碘缺乏有什么危害

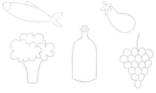

碘是人体必需的微量元素。它在体内主要参与甲状腺素的合成。甲状腺激素可促进新陈代谢和能量转换，调节体温，维持正常的生理活动。甲状腺激素参与儿童骨骼和肌肉生长、性发育等。甲状腺素也能促进大脑和神经系统的发育，并维持正常垂体功能。

碘缺乏可对身体造成不同程度的伤害。碘缺乏程度、持续时间、年龄使碘缺乏的反应不同，所表现出的症状也不同。在胎儿期缺碘表现为流产、死胎、先大畸形、克汀病、甲状腺功能减退等，在新生儿期表现为甲状腺肿、克汀病等，在童年和青春期表现为甲状腺肿、智力和体格发育障碍等，在成人期会导致精神障碍、地方性甲状腺肿、克汀病。更严重的是，碘缺乏会造成下一代大脑和智力发育障碍。

生活环境缺碘是导致碘缺乏症最根本的原因，因此碘缺乏病经常呈地方性。高氟地区甲状腺肿的发病率较高。长期饮用含钙量较高的水可加重甲状腺肿。

专家提示

人类所需碘营养主要来自于食物。海产品一般含碘量较高，动物性食物的含碘量往往高于植物性食物，水果和蔬菜的含碘量较低。

多吃葱蒜类蔬菜对男性有保健作用吗

葱蒜类蔬菜是指大蒜、洋葱、大葱、香葱、胡葱、韭菜、大头蒜等具有特殊香辛味的葱属蔬菜。男性每天吃些葱蒜类蔬菜，可以降低患前列腺增生和前列腺癌的风险。

意大利有学者经研究发现，经常食用洋葱和大蒜可以预防前列腺增生。大蒜能抑制胆固醇合成的关键酶，体内胆固醇水平与甾体激素的合成及前列腺增生的发生密切相关。患前列腺增生症在欧美国家比较常见，在亚洲较少，尤其是在中国。有人认为，这很可能是中国人经常食用葱蒜

专家提示

前列腺增生等患者可以常常有选择地食用一些葱蒜类蔬菜以及西红柿等对前列腺健康有益的食物。需要注意的是，虽然这类疾病发生在前列腺上，但是很有可能还伴随着其他器官功能的下降，因此应当尽可能地完善自己的食谱，不挑食，不偏食。

类蔬菜的缘故。患有前列腺增生症的患者食用蒜粉、蒜片、大蒜油胶丸等大蒜制品后，可有效缓解前列腺增生的症状。统计数据显示，每天摄入适量的葱蒜类蔬菜（如洋葱、小葱、糖蒜、韭菜等），可将患前列腺癌的风险降低约50%。

根茎类植物真的能御寒吗

　　天气寒冷的时候，吃些富含脂肪、蛋白质的牛羊肉，具有一定的御寒作用。还有哪些食物有类似效果？

　　研究表明，无机盐是人体御寒的重要物质。怕冷也与体内某些无机盐的缺乏有关，而根茎类蔬菜含有大量的无机盐。因此，冬季多吃胡萝卜、生姜、马铃薯、山药、莲藕、芋头等根茎类蔬菜，可以增强人体抵抗寒冷的能力。

　　根茎类蔬菜的营养比叶菜类蔬菜的淀粉含量高，可为人体提供更多的热量。据检测，每100克的根茎类蔬菜可提供79～100千卡的热量，而普通的绿叶蔬菜只能提供10～41千卡的热量。

　　此外，维生素A能增强人体的抗寒能力，维生素C可提高人体适应寒冷的能力。天气寒冷时，可以多吃动物肝脏、胡萝卜、南瓜等富含维生素A的食物。

专家提示

冬季防寒，应摄入足够的蛋白质、脂肪、碳水化合物、维生素和矿物质。寒冷季节可适当增加热量的摄入，在保证食物多样化的同时，适当多吃藕、胡萝卜、山药等根茎类蔬菜。

哪些黑色水果可以抗衰老

黑色的水果通常含有丰富的色素，因而具有较强的抗氧化性能。一些营养专家认为，黑色水果的抗衰老能力远远高于其他水果。黑色水果比浅色水果含有更加丰富的维生素 C，能增强人体的抵抗力。此外，黑色水果中钾、镁、钙等矿物质的含量也高于普通水果。

桑葚。它含有多种氨基酸、维生素、有机酸、胡萝卜素等营养素和活性物质，矿物质含量也远远高于其他水果。现代医学研究证明，桑葚有增强机体免疫力、促进造血红细胞生长、防止人体动脉和骨骼关节硬化、促进新陈代谢的功能。桑葚酸甜多汁，但是中医认为其性微寒，因此女性在生理期应该少吃些，以防寒气过大，引起腹痛。

乌梅。它含有丰富的维生素 B_2、钾、镁、锰、磷等。乌梅所含的有机酸可以杀死胃肠道中的霉菌等病原菌，且其具有改善肝脏机能的作用。乌梅中的梅酸可软化血管，推迟血管硬化，具有防老抗衰的作用。

黑葡萄。它含有丰富的钙、钾、磷、铁以及维生素 B_1、维生素 B_2、维生素 B_6、维生素 C 等，还含有人体所需的多种氨基酸。吃黑葡萄对缓解神经衰弱、过度疲劳很有益处。用黑葡萄制成葡萄干后，碳水化合物和铁的含量会更高，是女性、儿童和体弱贫血者的滋补佳品。

专家提示

桑葚、黑葡萄等食物中含有较多的营养素和活性物质，可以适量食用。

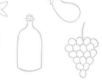

杏仁的保健功效有哪些

杏仁一般有甜杏仁和苦杏仁之分。甜杏仁不仅含有丰富的脂肪、蛋白质、碳水化合物、维生素 E 等，还含有钙、磷、钾、铁等矿物质，容易被人体吸收。此外，杏仁中含有的多酚类物质不仅能降低人体的胆固醇水平，还能显著降低心脏病和许多慢性病的发病风险。苦杏仁中含有苦杏仁苷，可被胃酸分解，产生剧毒物质。中医认为，苦杏仁能止咳平喘、润肠通便，可治疗肺部疾病、咳嗽和哮喘等症。

减肥会引起脂肪肝吗

提到脂肪肝，很多人都认为只有肥胖者才会得脂肪肝，保持好身材就不会惹上这个病。事实上，过度节食减肥也可能"饿"出脂肪肝。当人体长期处于饥饿状态时，身体就会调动其他部位贮存的脂肪和其他物质转化为葡萄糖。这些物质通常需要经过肝脏这一"中转站"来转化为热量，所以很多脂肪酸会进入肝脏，加上机体又缺少脂代谢必需的酶、辅酶或维生素，就会导致脂肪在肝脏中滞留，从而形成脂肪肝。要预防控制脂肪肝，需要做到以下几点。

调整饮食。脂肪肝患者可适当减少脂肪、碳水化合物食物的摄入量，每餐控制在 7 ~ 9 成饱，适当增加降脂食物在每餐中的比例，如燕麦、海带、胡萝卜、山楂等。

改掉不良的生活习惯。脂肪肝的发生率与吸烟呈正相关，嗜酒者也会出现甘油三酯增高的现象，而且乙醇的中间代谢产物乙醛可对肝脏造成直接损害。因此，脂肪肝患者应戒烟戒酒，尤其是不饮烈性酒。

坚持合理运动。脂肪肝患者需锻炼身体，做有目标的有氧运动，如慢跑、中快速步行、骑自行车、上下楼梯、爬坡、打羽毛球、踢毽子、拍皮球、跳舞、做操、跳绳和游泳等。

母亲素食会生女孩吗

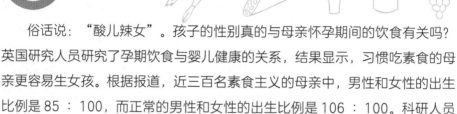

俗话说："酸儿辣女"。孩子的性别真的与母亲怀孕期间的饮食有关吗？英国研究人员研究了孕期饮食与婴儿健康的关系，结果显示，习惯吃素食的母亲更容易生女孩。根据报道，近三百名素食主义的母亲中，男性和女性的出生比例是 85：100，而正常的男性和女性的出生比例是 106：100。科研人员怀疑是植物中的雌激素样物质导致了女孩出生机率的增多。但是，植物里的雌激素样物质对未出生的胎儿也有不好的影响，这种无肉素食方式可能令女婴出生后患尿道下裂的可能性增加 5 倍。

专家提示

怀孕的准妈妈通过饮食偏好来选择宝宝性别的做法是不值得提倡的，优生优育的重要条件是准妈妈要健康膳食。不合理的饮食习惯不仅对准妈妈有害，还可能会影响宝宝的正常发育。

指甲能反映营养状况吗

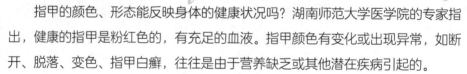

指甲的颜色、形态能反映身体的健康状况吗？湖南师范大学医学院的专家指出，健康的指甲是粉红色的，有充足的血液。指甲颜色有变化或出现异常，如断开、脱落、变色、指甲白癣，往往是由于营养缺乏或其他潜在疾病引起的。

机体缺乏某些营养素，这可能会导致指甲或指甲周围组织的一些变化。通常，缺乏蛋白质、叶酸和维生素 C 会出现肉刺；缺乏蛋白质还会使指甲出现白条纹；缺乏锌可引起指甲微小的白色斑点；缺乏维生素 A 和钙会出现干而脆的指甲；缺乏 B 族维生素可能使指甲脆弱，长出突脊；缺乏维生素 B_{12} 可能使指甲颜色变暗。如果

专家提示

营养均衡是指甲健康的重要保障。平时应该养成良好的饮食习惯，对身体健康有益，对指甲健康也有益。

指甲感染真菌，它能出现"灰指甲"。机体缺水时指甲也容易断裂等。这样看来，指甲状况与我们的健康密切相关。指甲异常在一定程度上可暗示我们健康出现了问题。

掉头发应该吃什么

现代人由于工作、学习压力过大，过度使用大脑，加上经常熬夜、生活不规律等不良习惯，导致身体新陈代谢异常，从而引起非正常脱发。吃下列食物对头发健康可能有一定的作用。

豆类。黄豆、黑豆等豆类对于头发的健康起着重要的作用。保持头发健康需要少量的生物素，虽然需要量较少，但如果缺少它，头发就容易变得脆弱。豆类富含生物素和铜元素，可以保证发更黑、更结实。

坚果。坚果中所含的硒是保持头皮健康所必需的矿物质。坚果中的锌含量也较高，缺乏锌容易导致脱发。坚果核桃，富含 α - 亚麻酸，能使头发保持健康。花生、杏仁、栗子甚至是葡萄干都有同样的效果。

海产品。海产品中的鱼、紫菜、牡蛎都富含锌元素。特别是牡蛎中锌含量最高，堪称锌元素的宝库。

高蛋白质食物。蛋白质是保证头发健康的基础，蛋白质经消化吸收后能产生多种氨基酸，进入血液后可被头发根部的毛乳头吸收，合成角蛋白后被角质化，最终形成头发。所以，多吃蛋类、奶类等蛋白质含量高的食物，有利于头发的生长。

绿色蔬菜。在日常饮食中，应多吃菠菜、韭菜、芹菜、圆椒、芦笋等蔬菜。绿色蔬菜有助于黑色素的运动，对头发健康有益。

专家提示

调节饮食，补充营养，有助于头发健康。饮食调节是改善头发问题的措施之一，但还应养成良好的生活习惯及掌握正确的头发护理方法，才能保持头发健康。

哪些食物可以辅助降血糖

石榴有一定的调节血糖作用，石榴叶也具有类似效应。石榴叶中的黄酮苷对胰岛素水平无明显影响，因此推测石榴叶不是通过改善胰岛功能而降低血糖的。石榴叶可通过增加组织中葡萄糖的利用率，来调节血糖。糖尿病患者把石榴叶煎汤代茶有一定的益处。

黄鳝鱼中含有黄鳝鱼素 a 和黄鳝鱼素 b。试验证明，黄鳝鱼素具有显著的类胰岛素降血糖作用，所以糖尿病患者经常食用鳝鱼（烹调方法不限）是有一定益处的。

银耳富含多糖。动物试验表明，银耳多糖能影响胰岛素的活性，胰岛素在体内的作用时间从 3～4 小时延长到 8～12 小时，从而能起到较好的作用。

很多报道说桑叶、桑葚可辅助治疗糖尿病。此外，茶叶、荷叶、玉米须、鲫鱼、绿豆等，对改善糖尿病患者多饮、多尿等症状也有一定效果。魔芋精粉、麦麸、海带、紫菜等富含膳食纤维的食品也具有调节血糖的间接作用。必须强调的是，这些食物只有辅助治疗的作用，不能用于代替药物来治疗糖尿病。

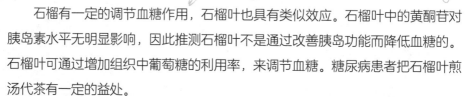

专家提示

饮食调节是防治糖尿病的基本方法之一。对于糖尿病患者来说，单纯使用药物治疗是不够的，治疗要以药物为主，食物为辅，将药物和食物结合起来，才能获得较为明显的疗效。

如何通过饮食吃出年轻

皮肤的老化与人体其他器官衰老是同步进行的。从美容层面来说，延缓皮肤衰老的有效方式就是保持肌肤湿润有光泽，同时皮肤外要有一层油脂帮助肌肤保持水分。从营养层面来说，天然健康食物与抗氧化食物等对皮肤健康颇有好处。

现代医学研究表明，正常人体内自由基的生成与清除处于动态平衡状态，当自由基的动态平衡被打破时，就会出现各种氧化损伤，从而加速机体衰老并诱发肿瘤等多种疾病的发生。许多皮肤学专家都认为，维生素 C、维生素 E 等抗氧化物能够有效清除自由基，帮助皮肤抵御阳光和环境的伤害。日常饮食中富含维生素 C 的水果和蔬菜对健

专家提示

人的衰老不可避免，通过饮食调节有助于延缓衰老。

康很有益。富含维生素 C 的食物包括橙子、柚子、木瓜、草莓、奇异果、花椰菜、芒果等。维生素 E 的美容护肤作用不仅表现在它的外用护肤功效，还表现在它能够调节皮肤的内在状态。富含维生素 E 的食物包括植物油、坚果、种子、橄榄、菠菜、芦笋等。

哪些食物能提高免疫力

人体致病因素有很多，如感染、吸烟、酗酒、心理压力大、过度运动、人体自身产生的突变细胞等。人体的免疫系统总是与人体内部和外部的致病原作斗争，以防止它们对人体造成伤害。据报道，人体每分钟都要"生产"数以百万计的免疫细胞。那么，免疫力与饮食习惯有关么？

德国卡尔斯鲁厄联邦饮食研究所的学者研究认为，饮食可对免疫系统产生显著影响。加拿大纽芬兰大学的学者也指出，一种营养物质的缺乏，首先可能体现在免疫细胞的数量和它们的活跃程度上。对免疫系统有特殊影响的生物活性物质主要有：维生素 A、维生素 B_6、维生素 B_{12}、维生素 C、维生素 E、锌、硒、铜、铁、β - 胡萝卜素、番茄红素和一些多糖类物质。其中有些物质能激活人体内数百种酶，有的能使 T 淋巴细胞在与病原体"战斗"时更为活跃，有的能提供免疫系统产生抗体所需的物质原料。血液中的番茄红素水平越高，患胰腺癌、肠癌、前列腺癌和乳腺癌的风险越低；胡萝卜素与番茄红素的作用效果相似，并能减轻紫外线辐射对人体的伤害；有些植物多糖可促进细胞特异性抗体的产生，协同吞噬细胞和淋巴细胞抵抗肿瘤细胞。

在免疫系统与病原体的斗争中，大量免疫细胞会与"敌人"一起同归于尽，这会加重免疫系统的负担，消耗免疫球蛋白等物质。为了确保免疫系统的正常功

专家提示

想要提高免疫力，应当保证饮食的多样性。此外，还应坚持适量的体育运动、保持良好健康的心态。

能，需要及时补充有助于维护免疫系统功能的食物。然而，食物对人体免疫力的影响非常复杂。科学家们相信，找到一些与人体免疫关系密切的食物，将它们制成药物用于疾病预防并不明智，而保持食物的多样性，少吃或不吃对身体有害的食物，更有助于提高人体免疫力。

低钠盐饮食为什么不适合所有高血压患者

食用钠盐过多是导致高血压的重要原因之一，为了减少患高血压的风险，降低心脑血管疾病的发病率，市场上出现了一种低钠盐，即在氯化钠、碘酸钾（或碘化钾）中添加一定量的氯化钾和硫酸镁，旨在改善人体内钠、钾、镁的平衡状态。一般情况下，食用低钠盐可以降低患高血压和心血管疾病的风险，适合中老年人和一些高血压、心脏病患者食用。然而，低钠盐并不适合所有的高血压患者。

在低钠盐中，虽然钠的含量减少，但为了不降低咸味，会加入其他的离子，导致其中钾离子显著增多。在大多数情况下，钾离子的摄入是安全的。然而，在某些特殊情况下，如高钾血症和机体排钾机能障碍时，钾离子摄入过多可能引起心律失常和其他疾病。对于高血压患者，以下三种情况不应该食用低钠盐。

肾功能不全。钾离子是通过肾脏排泄的，当肾功能受损时，体内的钾离子不能完全排出体外，久而久之可能出现血钾水平升高。当血钾超过 5.5 毫摩尔 / 升时，就会对心血管健康造成威胁。

服用普利类、沙坦类降压药物。高血压患者常服用的贝那普利、依那普利、氯沙坦、缬沙坦等药物都是通过抑制体内血管紧张素激素来发挥降压作用的，这些药物同时也会抑制醛

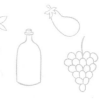

专家提示

高血压患者的临床表现和病因不完全相同，因此在进行饮食调理时一定要结合自身情况，不能把低钠盐饮食作为日常的唯一选择。高血压患者的日常饮食最好遵照医嘱。

固酮激素。醛固酮激素水平的高低会直接影响血液中钠和钾的水平。因此，在服用这些药物的同时再食用低钠盐，可能增加患高血钾的风险。

服用螺内酯。螺内酯是一种常用的利尿剂，常用于治疗高血压。螺内酯通过抑制醛固酮激素发挥作用。醛固酮激素水平降低，钾离子排出就会受阻，血钾水平自然就会升高。因此，服用螺内酯的患者也不应该吃过多的低钠盐。

婴幼儿的盐糖油摄入量有限定吗

盐、糖、油三种食物，看起来不怎么起眼，其实对婴儿的身体健康有着重要的影响，甚至会影响孩子一生的口味。家长们经常会问，宝宝多大时候可以添加盐、糖、油这些调味食品？添加量该如何把握？

家长们在给 6 ～ 12 个月大的婴儿制作辅食时，尽量不要加糖。糖能提供热量，但缺乏其他营养素，摄入过多的糖会影响宝宝对蛋白质和脂肪的吸收利用，也可能导致维生素 B_1 的缺乏。此外，长期高浓度的血糖会降低孩子的食欲，导致过多的糖转变成脂肪，从而增加肥胖的风险。

12 个月内的婴儿肾脏功能发育还不完善，浓缩功能差，不能排除血液中多余的钠，摄入盐过多会增加肾脏的负担，并使孩子养成喜欢吃过咸食物的习惯，不愿意接受淡味的食物，长期如此会形成挑食的坏毛病，甚至增加成年后患高血压的风险。1 岁以下的宝宝每天所需要的盐量少于 1 克，而奶类和辅食中所含的钠足以满足生长发育的需求，因此不必额外增加盐的添加量。

至于油的摄入量，一般 6 ～ 12 个月大的婴儿，每天 5 ～ 10 克为宜；1 ～ 3 岁的幼儿，每天 20 ～ 25 克为宜；学龄前儿童每天 25 ～ 30 克为宜。植物油主要供给热量，在烹调蔬菜时添加油，不仅可以使菜肴更美味，而且有利于溶解和吸收蔬菜中脂溶性维生素。

专家提示

盐、糖、油三种食物对婴幼儿的身体健康和饮食习惯有着重要的影响。家长应当依照科学的饮食原则给宝宝添加辅食。

怎样吃好一天的第一顿饭

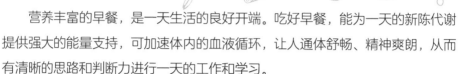

营养丰富的早餐，是一天生活的良好开端。吃好早餐，能为一天的新陈代谢提供强大的能量支持，可加速体内的血液循环，让人通体舒畅、精神爽朗，从而有清晰的思路和判断力进行一天的工作和学习。

起床后 20 ～ 30 分钟是消化液分泌最旺盛的时候。早餐要适量摄入富含碳水化合物的食物，如馒头、面包、点心、小笼包等。还要有蛋白类食物，一天能否保持旺盛的精力和灵敏的反应力都与蛋白质含量有关，故可以吃一些鸡蛋、火腿、酱牛肉等。同时，也要注意含有维生素食物的摄入，特别是补充 B 族维生素，因为 B 族维生素被认为是缓解压力的天然解毒剂，富含维生素的食物有谷物、麦麸、全麦面包、动物内脏、瘦肉等。此外，还应适当补充钙和镁丰富的食物，如乳制品、豆制品中含有较多的钙，香蕉、荞麦等含镁较多。早餐最好还能搭配吃些新鲜的蔬菜和水果，这样能平衡身体的酸碱度，消除疲劳，缓解压力。

专家提示

早餐对保障人体健康、维持体能、提高学习和工作效率至关重要。

保健食品能治病吗

国家有关部门对食品、保健食品和药品均给出了明确的定义。《中华人民共和国食品安全法》指出，食品是指各种供人食用或者饮用的成品和原料以及按照传统既是食品又是中药材的物品，但是不包括以治疗为目的的物品。中华人民共和国国家标准《保健（功能）食品通用标准》指出，保健（功能）食品是食品的一个种类，具有一般食品的共性，能调节人体的机能，适于特定人群食用，但不以治疗疾病为目的。《中华人民共和国药品管理法》指出，药品是指用于预防、治疗、诊断人的疾病，有目的地调节人的生理机能并规定有适应证或者功能主治、用法和用量的物质，包括中药材、中药饮片、中成药、化学原料药及其制剂、抗

生素、生化药品、放射性药品、血
清、疫苗、血液制品和诊断药品等。
从上述定义可以看出，食品（包括
保健食品和普通食品在内）与药品
既有明确区别，又存在一定的联系。
譬如，维生素 C 在作为药物使用、
以治疗疾病为目的时是药品，而在

专家提示

保健食品从本质上讲是食品，而不是药品。保健食品具有特定的、确切的保健功能，但是不能当作药物用来治疗疾病。保健食品按照规定食用，能够发挥保健功能，并且不会给人体带来任何急性、亚急性和慢性危害。

作为营养强化剂或抗氧化剂使用、不以治疗疾病为目的时又是食品。

　　归纳起来，保健食品与药品存在以下区别：①使用目的不同。保健食品是用于调节机体机能，提高人体抵御疾病的能力，改善亚健康状态，降低疾病发生的风险，不以预防、治疗疾病为目的。药品是指用于预防、治疗、诊断人的疾病，有目的地调节人的生理机能并规定有适应证或者功能主治、用法和用量的物质。②毒副作用不同。保健食品按照规定的量食用，不会给人体带来任何急性、亚急性和慢性危害，而药品可以有毒副作用。③使用方法不同。保健食品仅口服使用，药品可以口服、舌下含化、吸入、涂抹、皮下注射和静脉注射等。④使用的原料种类不同。保健食品能以药食两用植物作为原料，但是不能以有毒、有害物质作为原料，而药品原料要广泛得多。譬如，草乌、川乌可以入药，但由于毒副作用较大不能在保健食品中使用。

　　新版《中华人民共和国食品安全法》第七十八条规定，"保健食品的标签、说明书不得涉及疾病预防、治疗功能，内容应当真实，与注册或者备案的内容相一致，载明适宜人群、不适宜人群、功效成分或者标志性成分及其含量等，并声明'本品不能代替药物'"。

市场上的"儿童食品"靠谱吗

　　儿童处在生长发育的关键时期，对营养素质量和数量的需求比成人更苛刻、更强烈，对食品安全的敏感性也更高。因此，不是所有所谓的"儿童食品"都适宜儿童长期食用。所以，家长必须加强对儿童选购食品的监管，使儿童远离质量低劣的"儿童食品"。

近年来，我国儿童对高脂、高糖和高盐食品的消费量明显增加，很多家长也很乐意领着孩子去吃"洋快餐"。事实上，长期过量食用高脂、高糖和高盐食品对儿童健康危害很大，高能量－低营养密度的膳食模式不仅会增加儿童期的糖尿病、高血压等疾病的发病率，还会增加成年后罹患相关慢性疾病的风险。一般来说，正规休闲食品中使用的调味料、香精、色素都是合法的、安全的。需要注意的是，色素等很多食品添加剂的安全性都是相对的，即在不超过安全限量的前提下是安全的，如果摄入过量可能会对机体产生危害。譬如糖精在正常范围内使用可以增加甜度，但是过量摄入可能会导致膀胱癌。

专家提示

儿童对食品营养和安全的要求非常苛刻，家长应该帮助儿童选购营养丰富、安全性高的食品，不能过分迷信广告或商业促销活动。

保健食品到底有没有保健功能

近年来，部分非法组织或个人在市场上假借保健食品名义推销不合格产品，在市场营销中采用夸大其词、耸人听闻等虚假宣传手段，对消费者的身心健康造成了伤害，同时也严重影响了消费者对保健食品的信心。一些消费者甚至认为，保健食品其实是没有保健功能的。那么，保健食品到底有没有保健功能呢？

2015年颁布实施的《中华人民共和国食品安全法》第七十五条指出："保健食品声称保健功能，应当具有科学依据，不得对人体产生急性、亚急性或者慢性危害""保健食品原料目录和允许保健食品声称的保健功能目录，由国务院食品药品监督管理部门会同国务院卫生行政部门、国家中医药管理部门制定、调整并公布"。由

专家提示

保健食品是具有一定保健功能的特殊食品，其保健功能和安全性都是经过科学论证的，适当食用保健食品对健康有益，消费者可以根据自身需要选购。

此可以看出，只要是国家有关部门正式批准的合法保健食品，肯定具有一定的保健功能。目前，国务院食品药品监督管理部门许可的保健食品功能范围包括：增强免疫力；辅助降血脂；辅助降血糖；抗氧化；辅助改善记忆；缓解视疲劳；促进排铅；清咽；辅助降血压；改善睡眠；促进泌乳；缓解体力疲劳；提高缺氧耐受力；对辐射危害有辅助保护功能；减肥；改善生长发育；增加骨密度；改善营养性贫血；对化学性肝损伤的辅助保护作用；祛痤疮；祛黄褐斑；改善皮肤水分；改善皮肤油分；调节肠道菌群；促进消化；通便；对胃黏膜损伤有辅助保护功能。正规保健食品的保健功能都是具有科学依据的，也是值得信赖的。

选购儿童食品应该注意哪些问题

市场上的食品琳琅满目，糖果、薯条、饮料，紧紧吸引着儿童的眼球。如何为儿童选择食品，值得每位家长深思。以下介绍几条选购儿童食品的经验，供各位家长参考。

仔细阅读食品包装上的营养成分表和配料说明。譬如，从碳酸饮料的营养成分表上可以看出，这类饮料的能量或热量很高，肥胖儿童应当尽量少喝。再如，从食品配方说明中可以看出，有的苹果味饮料中根本就没有苹果汁，葡萄味饮料中没有葡萄汁，这类饮料是用食品级的化学物质模拟水果的色泽、口味和香味制成的，因此就没有新鲜水果的营养价值。如果要补充维生素 C、膳食纤维等营养素，可以选择直接吃水果。

尽量选择天然的、未经深度加工的、食品添加剂较少的食品。食品加工对于食品营养素的含量以及安全性有一定的影响。譬如，水果加工成罐头后，保存时间延长，但是维生素等营养素会减少。再如，有些食品在加工过程中会添加较多的食品添加剂。我国对食品添加剂有着严格的标准规定，但是添加限量值很多是以成人作为对象的，儿童发育尚未完全，肝脏等器官的功能比成人脆弱，因此儿童应尽可能地减少此类食品的摄入。此外，一些饼干尤其是威化饼干中添加了较多的反式脂肪酸。过量摄入人工合成的反式脂肪酸对儿童的生长发育和健康危害很大，会增加糖尿病、高血压、癌症患病风险。国外有研究表明，哺乳期或怀孕

期女性长期食用含有反式脂肪
酸较多的食品，不仅会使先兆
子痫、孕期糖尿病的患病概率
增加，这些反式脂肪酸还可能
进入婴儿或胎儿体内对他们产
生不良影响。

专家提示

家长在选购儿童食品时，必须擦亮眼睛，多从
食品营养与安全角度考虑选购的食品是否适合
儿童食用，为儿童的健康成长保驾护航。

不要轻信商业广告。大家都知道，商业广告的主要目的是推荐商品，获得经济效益，并非宣传营养保健知识。有的食品广告看起来科学性很强，其实并非如此。譬如，锌是儿童生长发育的必需微量元素，缺锌可能引起儿童生长发育迟缓、食欲不振、味觉迟钝甚至丧失、皮肤创伤不易愈合、易感染等，但是锌摄入过量也可能引起免疫器官损害、中性粒细胞和巨噬细胞活力下降等。然而，食品制造商往往在商业广告中只宣传补锌的好处，而避谈锌摄入过量的严重危害。再如，某种膨化薯片食品在外包装上写有本品不含反式脂肪酸并且添加了叶酸等字样，声称该食品有助于婴儿的生长发育，但是食品配料表中却列出该食品含有反式脂肪酸，这种自相矛盾的做法反映了食品商业广告与宣传中确实存在诚信缺失的问题。

注意营养平衡。营养不良和营养过剩都会危害儿童健康，有的家长对儿童过度食用所谓的"儿童食品"、挑食偏食现象很不重视，殊不知这样很可能会导致儿童营养不良或营养过剩。社会上有很多"小胖墩"儿童，这与饮食营养失衡有很大的关联性，营养失衡不利于儿童的健康成长。

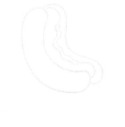
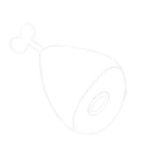
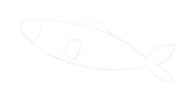

09

chapter

第九章

食品安全的秘密

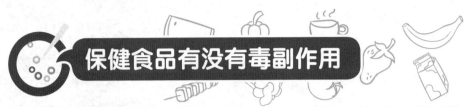

保健食品有没有毒副作用

消费者在购买保健食品时，有的促销员或售货员会说，保健食品完全没有毒副作用，可以长期食用。那么，保健食品到底有没有毒副作用呢？

《中华人民共和国食品安全法》第七十五条指出："保健食品声称保健功能，应当具有科学依据，不得对人体产生急性、亚急性或者慢性危害"。由此可见，凡是食品药品监督管理部门批准的正规保健食品，按照规定的食用量和方法食用，是不会给人体带来任何急性、亚急性和慢性危害。

然而，保健食品不完全等同于普通食品。保健食品是一类特殊食品，既具有一般食品的共性，又具有普通食品所不具备的个性。保健食品通常具有特殊的食用方法、食用量、适宜人群、不适宜人群及其他注意事项。消费者在选购保健食品时，应当考虑自己是否为适宜食用人群，在使用时则要严格遵守食用量、食用期限或贮存时限等规定。譬如，辅助降血脂类保健食品适宜于血脂偏高者食用，不适宜于少年儿童食用；减肥类保健食品适于单纯性肥胖人群食用，不适于孕期及哺乳期女性食用。如果不适宜人群食用保健食品或者违反食用量规定，则可能起不到保健效果，甚至可能对自身健康造成危害。

> **专家提示**
>
> 保健食品是安全可靠的食品，只要按照规定的食用量和注意事项食用，保健食品不会对人体产生明显的急性、亚急性和慢性危害，并且具有一定的保健功能。

药食两用植物能当食品吃吗

能够在食品中应用的药用植物就是药食两用植物，也可称为药食兼用植物。药食两用植物是我国的特色生物资源，在药物、食品尤其是保健食品中具有重要而广泛的用途。

2002 年，国家卫生部（现国家卫生和计划生育委员会）发布了《关于进一步规范保健食品原料管理的通知》，将药用植物分成了"既是食品又是药品的物品""可用于保健食品的物品"

专家提示

药食两用植物是国家有关部门许可的食品原辅材料，很多食品特别是保健食品就是以药食两用植物为主要原辅材料制作而成的，这些食品在满足人们营养保健需求方面发挥了重要作用。能够用于保健食品和普通食品的药用植物都属于药食两用植物范畴，经过适当的加工或烹饪后皆可按照特定要求食用。

"保健食品禁用物品"三类。其中，淫羊藿、车前草、川贝母、三七等 100 多种药用植物可以用于保健食品；枸杞子、花椒、覆盆子、薤白等 80 多种药用植物可以用于普通食品；八角莲、马钱子、洋地黄、雷公藤等 40 多种药用植物由于有毒等原因不能在食品中使用。药食两用植物是既能用于食品又能用于药品的植物，包括能够用于保健食品的药用植物。"既是食品又是药品的物品""可用于保健食品的物品"两个类群的药用植物都是药食两用植物。譬如，枸杞子等自古就作为滋补品食用，属于能够用于普通食品的药用植物；淫羊藿等含有特定的营养成分或生物活性物质，属于能够用于保健食品而不能用于普通食品的药用植物。

有的人认为，能够用于保健食品的药用植物不属于药食两用植物。实际上，这种观点忽视了保健食品的本质是食品的基本原则。中华人民共和国国家标准《保健（功能）食品通用标准》指出："保健（功能）食品是食品的一个种类，具有一般食品的共性，能调节人体的机能，适于特定人群食用，但不以治疗疾病为目的"。既然保健食品属于食品，那么能够用于保健食品的药用植物属于药食两用植物。

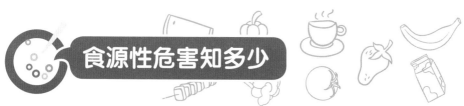

食源性危害知多少

一提起食品安全问题，大家都能举出很多例子，诸如奶粉中的三聚氰胺、香肠中的瘦肉精、大米中的矿物油、鸭蛋中的苏丹红。食品安全问题这么简单吗？

日常生活中，只要防止了三聚氰胺、瘦肉精、矿物油、苏丹红等化学药品对食品的污染，就万事大吉了吗？食源性危害还有其他类别吗？

食品中天然存在或者后天污染、引入的可能对人体健康产生不良后果的因素通常称为食源性危害。食源性危害可以分为物理性、化学性和生物性危害三大类。公众熟知的三聚氰胺、瘦肉精、矿物油、苏丹红等只是化学性危害的几种形式。在日常生活中，仅仅预防化学性危害是远远不够的，消费者只有从物理性、化学性和生物性危害三个角度同时提高食品安全素养，才可能最大限度地减少食物中毒或食源性疾病。

物理性危害主要包括食品中混杂的玻璃、螺丝等杂质以及放射性污染。例如，消费者买回的小米中混杂着沙粒，在饭店就餐时从菜品中吃出的铁丝和毛发。化学性危害主要包括食品中的农药残留、兽药残留和重金属。农药的种类很多，除了大家比较熟悉的有机磷、有机氯杀虫剂外，还包括杀菌剂、除草剂等。兽药也有很多种类，例如，蜂蜜中可能会有四环素、土霉素、金霉素等抗生素残留。生物性危害主要包括食品自身毒素、有害微生物或原生动物、寄生虫、昆虫。例如，豆角中含有凝血毒素、胰蛋白酶抑制因子等天然有害成分，生吃豆角可能会引发食物中毒。再如，发霉的花生中往往存在黄曲霉毒素，长期过量摄入会增加患肝癌的风险。

吃胶带捆的蔬菜对健康有害吗

超市、菜市场买回的空心菜、苋菜、芹菜、菜薹等经常用胶带捆扎，价格标签也经常直接贴在蔬菜表面。捆扎蔬菜的胶带对人体有害吗？

目前，捆绑蔬菜用的胶带一

般都是普通的工业胶带，没有注明是食品级的包装材料。胶带含有很多化学物质，一般含有聚四氟乙烯，残留在菜上的胶由黏合剂和溶剂组成，通常含有苯、甲苯、二甲苯等物质。这种胶不溶于水，在常温下通常都比较稳定，但在加热或光照条件下可能释放出有毒物质。如果将黏有胶带残留物的蔬菜进行高温烹饪，一些化学质就会分解或逸出。胶带和食物紧贴着捆绑在一起，有毒成分容易被食物吸附或吸收，可能在食物内部蓄积或发生反应，食用后可能引起肝肾损害。这种胶在人体内很难被分解，长期食用会导致人体免疫力下降，甚至引发癌症。

对于捆扎蔬菜用的胶带，虽然有关部门尚未出台明确的监管标准，也没有公布过"蔬菜胶带"是否有毒的检测报告，但是《中华人民共和国食品安全法》规定，直接入口食品应当使用无毒、清洁的包装、餐具、厨具和容器，《农产品包装和标识管理办法》也要求，农产品的包装要防止机械损伤和污染。因此，使用有毒的工业胶带捆扎蔬菜是不符合食品质量与安全原则的。

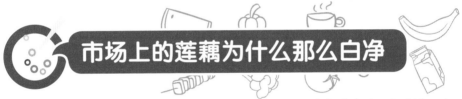

市场上的莲藕为什么那么白净

莲藕生长于淤泥之中，正常情况下其表皮较黑，且有很多斑点，很难洗干净。但在市场上我们却经常能见到颜色白皙的莲藕，这是因为莲藕在销售前商贩会用柠檬酸美白莲藕，而且商贩在使用这种具有防腐、保鲜效果的食品添加剂时，往往毫无节制。

人体代谢本来就会产生柠檬酸，很多水果中也含有柠檬酸，因此柠檬酸本身是无毒物质。但是过量食用工业柠檬酸，对人体可能有害。柠檬酸过多时可能促进体内钙的排泄和沉积，导致低钙血症，甚至会增加患十二指肠癌的风险。工业柠檬酸中可能还有一些对人体有害的杂质。

在《食品安全国家标准　食品添加剂使用标准》中，柠檬酸分别出现在酸度调节剂和食品加工助剂列表中。酸度调节剂就是调节食品酸味口感的食品添加

专家提示

买莲藕时一定不要只图好看，尽量不买用柠檬酸浸泡过的"漂白藕"。

剂。加工助剂就是有助于食品加工顺利进行的各种物质，比如助滤、澄清、吸附、脱模、脱皮、提取溶剂等。根据规定，加工助剂不应存在于制成的最终产品中，若无法被完全清除，应尽可能降低其残留量，并且不应危害健康。温州市农业科学院食品科学研究所的科研人员认为，用柠檬酸清洗莲藕的过程勉强可以看作是加工环节，在清洗过程中可以使用柠檬酸，但清洗完进入销售环节后，经营者就不能再往莲藕中添加柠檬酸了，否则就有悖食品质量与安全原则。

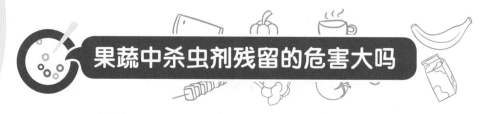

果蔬中杀虫剂残留的危害大吗

· 杀虫剂的种类和危害

杀虫剂主要包括有机氯农药、有机磷农药、氨基甲酸酯农药和拟除虫菊酯农药。有机氯农药的代表是 DDT 和六六六。有机氯农药往往毒性较高，有致癌、致畸作用，并且难以分解，在环境中残留时间过长，因此被限制使用。我国自1983年起停止生产DDT和六六六等有机氯农药，2009年起全面禁止生产、流通、进口、出口和使用 DDT 等有机氯农药。有机磷农药的毒性有高有低，高毒类主要有内吸磷（1059）、对硫磷（1605）、甲拌磷（3911）、甲胺磷等，中等毒类主要有敌敌畏、乐果、杀螟硫磷、倍硫磷等，低毒类主要有美曲膦酯、马拉硫磷等。有机磷农药的化学性质往往不稳定，容易降解失去毒性，并且一般不会在生物体内长期蓄积。氨基甲酸酯农药主要包括速灭威、涕灭威、甲萘威和抗蚜威等。氨基甲酸酯农药往往毒性较低，半衰期较短，但是可能具有致癌、致畸、致突变作用（"三致"作用）。拟除虫菊酯农药主要包括氯氰菊酯、溴氰菊物（敌杀死）、甲氰菊酯等。拟除虫菊酯农药的毒性往往也较低，半衰期也较短，但是也可能具有致突变作用。

> **专家提示**
>
> 不同的杀虫剂对人体健康的危害各异。在日常生活中，消费者可以采用削皮、烹饪等方法减少果蔬食品中的杀虫剂残留，也可通过放置一段时间的办法使其自然降解。我国对水果、蔬菜中杀虫剂残留的问题十分重视，按照国家规定生产的果蔬食品可以放心食用。

·评价杀虫剂危害的指标

通常，考察杀虫剂残留对人体的危害主要从以下三个方面出发。①急性毒性。急性毒性就是食用了存在杀虫剂残留的食品后所出现的神经系统功能紊乱和胃肠道症状等。例如，有机磷农药可以引起头痛、头晕、恶心、呕吐、肌肉抽搐、昏迷甚至死亡等。②慢性毒性。慢性毒性就是长期食用杀虫剂残留量超标食品而对内分泌系统、生殖系统、免疫系统等所产生的慢性中毒危害。例如，长期过量的有机氯农药暴露会引起肝脏肿大、白细胞增多、造血功能下降等危害。③致癌、致畸、致突变作用。

·我国对杀虫剂残留的控制

我国对果蔬食品的杀虫剂残留问题十分重视。2014 年，国家卫生和计划生育委员会、农业部联合发布了《食品安全国家标准　食品中农药最大残留限量》，对杀虫剂的最大残留限量、再残留限量、每日允许摄入量等制定了严格的规定。

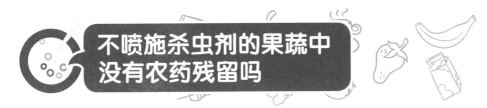

不喷施杀虫剂的果蔬中没有农药残留吗

有些消费者认为，农药残留就是乐果、敌敌畏等杀虫剂残留，只要种植者不往水果、蔬菜上喷施杀虫剂，果蔬食品就不会有农药残留，自然可以放心食用。这种理解有一定的局限性。

·五花八门的农药

根据我国《农药生产管理办法》，农药是指用于预防、消灭或者控制危害农业和林业的病、虫、草及其他有害生物，以及有目的地调节植物、昆虫生长的化学合成，或者来源于生物、其他天然物质的一种物质或者几种物质的混合物及其制剂。从农药的定义可以看出，农药不仅包括用来消灭农业、林业害虫的杀虫剂，还包括控制农业、林业病害的杀细菌剂、杀真菌剂等。

通常，农药按用途可以分为杀虫剂、杀细菌剂、杀真菌剂、杀线虫剂、杀螨剂、杀螺剂、杀鼠剂、除草剂和植物生长调节剂等。农药种类繁多，功能各异，对人体的毒性也不尽相同。这些五花八门的农药在农业生产中发挥着重要的作用，但是其残留问题也给人类健康带来很多困扰。

专家提示

农药种类繁多，用途广泛，毒性各异。没有喷施杀虫剂的水果、蔬菜，不一定就没有农药残留。除了乐果、敌敌畏等杀虫剂以外，杀菌剂、杀螨剂、植物生长调节剂中的很多农药品种都具有一定的毒性，有的甚至具有致癌、致畸或致突变作用。为了保护消费者健康，我国制定了《食品安全国家标准 食品中农药最大残留限量》等，凡是符合国家标准的果蔬食品在农药残留方面都是安全可靠的，可以放心食用。

·杀菌剂的危害

在杀菌剂中，多菌灵常被用来防治黄瓜灰霉病，但是，如果黄瓜中的多菌灵残留量超标，就可能对人体产生肝毒性或者致癌风险。前几年，个别种植户在苹果上裹套含有杀菌剂福美胂的药袋，使苹果的安全性大打折扣。

·杀螨剂的危害

三氯杀螨醇对成螨、幼若螨和卵都具有较好的杀灭效果，曾经用于茶叶种植业。三氯杀螨醇虽然毒性较低，但是不易分解，残留量高，因此我国从1997年起禁止在茶树上使用三氯杀螨醇。然而，国家食品药品监督管理总局2014～2015年公布的10次茶叶及其相关制品中农药残留检测结果显示，茶叶中检出三氯杀螨醇的样品数占总不合格样品数的33.3%，并且三氯杀螨醇是茶叶农药残留检测不合格项目中出现频率最高的农药种类。

·植物生长调节剂的危害

矮壮素常被用来增强植物的抗倒伏、抗旱、抗盐碱能力，在马铃薯、水稻等栽培中广泛使用。西北农林科技大学和中国农业科学院通过小鼠试验发现，矮壮素可能具有生殖毒性和胚胎毒性。同样，广泛用于香蕉、番茄等水果、蔬菜催熟过程的乙烯利也具有生殖毒性，甚至具有一定的致畸、致突变作用。

催熟的番茄能吃吗

番茄等蔬菜、水果的成熟与其内源激素乙烯之间有着密切的关系。缺乏乙烯，果蔬食品就不能正常成熟；乙烯浓度达到一定水平时，果蔬食品才能自然成熟。乙烯是植物自身在特定阶段产生的内源激素，人吃了含有乙烯的蔬菜、水果不会受到任何危害。但是，自然成熟的番茄或其他蔬菜、水果往往很难运输和贮存，为了延长货架期、调整上市时间，农民经常将没有自然成熟的生番茄提前采摘，在销售前再喷洒、涂抹或浸泡乙烯利，利用乙烯利产生的乙烯使生番茄变红，起到催熟的作用。

乙烯利的化学名称为 2- 氯乙基磷酸，在化学结构上与乙烯并不等同，因此其毒性、安全性也不同于乙烯。印度学者发现，给大鼠喂食乙烯利可使其精子数量和活动能力显著下降，说明乙烯利对生殖功能具有一定的毒性。除了有生殖发育毒性外，乙烯利还具有免疫毒性和神经毒性，甚至具有一定的致畸、致突变作用。根据现有的资料判断，乙烯利属于低毒物质，每日允许摄入量为每千克体重 0.05 毫克，也就是说，一个 70 千克体重的正常成年人每日摄入乙烯利的量只要不超过 3.5 毫克就不会出现明显的中毒现象。

2014 年，国家卫生和计划生育委员会、农业部联合发布了《食品安全国家标准 食品中农药最大残留限》，规定了番茄、辣椒、香蕉、葡萄等果蔬食品中乙烯利的最大残留限量。从法律意义上讲，在番茄、辣椒、香蕉、葡萄等果蔬食品中使用乙烯利是合法的，只是使用后的残留量必须符合国家规定。符合国家规定的催熟番茄等，不会对人体产生明显的毒副作用。

专家提示

通常，消费者从市场上购买的催熟番茄等是可以放心食用的。如果发现番茄等硬度较高，消费者可以适当放置几天，既能有助于番茄后熟，改善其感官性状和风味，又能使残留的乙烯利得以消耗释放。

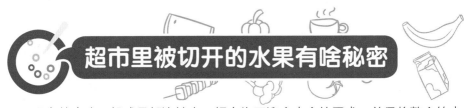

超市里被切开的水果有啥秘密

现在的家庭一般成员都比较少，超市为了迎合大众的需求，总是将整个的水果切开，切成一人可食用的份量，既增加了销量还满足了消费者的需求。吃超市切开的水果虽然方便，但是却存在一些问题。

水果作为广大消费者获取维生素 C 的主要来源，如果被提早切开而没有及时食用将会流失一部分维生素，并且暴露在空气中的切面容易与空气中的氧化物质发生反应从而破坏水果中的维生素 C，因此，如果买到了切开时间较长的水果不但获取不了充足的维生素，还有可能因为瓜果提前被切开而感染细菌，从而引起身体不适。其中，英国消费者协会曾经测试过超市售卖的预先切开蔬菜、水果中维生素 C 的含量，发现 13 个样本中有 4 个样本的维生素 C 含量比正常蔬菜、水果低一半。可见超市里被切开的水果还是要谨慎购买，实在要购买，最好买刚刚切开的水果，以保证水果的食用安全性及质量。如果购买回来还是吃不完，最好用保鲜膜包裹起来放在冰箱里冷藏，同时也要尽快食用完才好。

专家提示

水果容易遭受微生物等污染，其中的维生素 C 等营养物质容易流失，尽量购买、食用新鲜完整的水果。

"李子树下埋死人" 有科学依据吗

很多人认为吃李子对健康有害，民间甚至流传着"李子树下埋死人"的说法。这是危言耸听，还是有一定的科学依据呢？

中医认为，李子性平，味道酸甜可口，食用过多易引起湿气上逆从而易生痰，对于脾胃虚弱者而言李子更是不能经常食用。李子中有机酸等成分含量较高，吃未成熟的李子容易刺激肠胃。

从营养学角度讲，李子含有蛋白质、脂肪、碳水化合物、胡萝卜素、维生素、

专家提示

李子是风味独特的水果，适量吃些李子有益健康。但是，李子不宜过量食用，每日 1～3 颗即可。

矿物质等。李子能促进胃酸以及胃消化酶的分泌，增加肠胃蠕动，可以促进消化和排便。李子含有钙、钾等，对治疗低钾症有一定的疗效。有美国学者通过试验证明，李子富含营养素和抗氧化剂，其抗氧化活性可以与著名的"超级食品"蓝莓相提并论，因此有助于身体抵御疾病。通常，颜色越深的李子，花青素等物质含量越高，抗氧化活性也越高，食用后对人的身体越有益处。江苏师范大学的科研人员发现，李子提取物能显著抑制肝癌细胞的增殖，并能诱导肝癌细胞的凋亡，因此具有潜在的抗肿瘤活性。

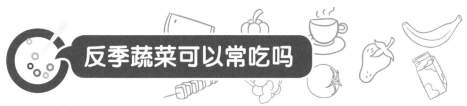

反季蔬菜可以常吃吗

反季节蔬菜主要种植在温室中，容易受光线不足和通风不良的影响。有关资料显示，温室的日照量远低于田间，蔬菜缺乏光合作用，容易导致叶绿素、维生素 C、碳水化合物含量不足。同时，温室通风不好，会导致蔬菜表面水分蒸发减少，土壤中吸收的矿质元素也随之减少，从而导致蔬菜营养成分含量不足。另外，温室的生长环境使有害物质不易排出，使蔬菜中的有害物质可能超标。此外，有些菜农为了缩短蔬菜的种植期、延长蔬菜的货架期，经常给反季节蔬菜施用过量的农药、化肥、激素或防腐剂等。

有许多家庭，在冬季基本上以吃反季节蔬菜为主，偶尔吃些萝卜、土豆等时令蔬菜。事实上，这种做法是非常不合适的。研究表明，萝卜中所含的维生素 C 含量大约是黄瓜的五倍，钙、铁、磷的含量与黄瓜、梨、橙子和苹果的含量相当。土豆被称为"地下苹果"，不仅含有丰富的碳水化合物，而且含有较多的蛋白质和少量的脂肪膳食纤维、钙、铁和磷、维生素 C、维生素 B 和胡萝卜素。因此，常吃反季节蔬菜的人最

专家提示

反季节蔬菜将冬日的餐桌装点得缤纷多彩，但大家一定不要冷落时令蔬菜。

好搭配时令蔬菜同食。考虑到反季节蔬菜中重金属含量和农药残留量可能偏高，大家可以多吃些有利于排毒的食物。例如，木耳、猪血有助于肠道毒素排出体外；苹果、橘子、柿子、大蒜等有利于排铅。

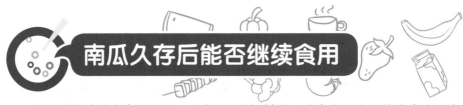

南瓜久存后能否继续食用

南瓜营养成分丰富且全面，含有18种氨基酸，碳水化合物和维生素含量也比较高，还含有胡萝卜素、果胶、微量元素等。现代研究表明，南瓜具有降低血脂、调节血糖等多种生理功能。但是，南瓜是季节性蔬菜，人们经常把秋季收获的南瓜存放起来，到冬春季节再食用。南瓜的瓜瓤富含碳水化合物，存放时间久了，容易进行无氧发酵，产生乙醇。南瓜存放时间太长，还会吸收空气中的水蒸气，使它们更柔软，甚至可能滋生细菌。这些变化，人们通常难以发现，食用后可能会引起中毒，表现为头晕、瞌睡、全身发软等，重者还可能危及生命。

专家提示

食用南瓜前要精心检查，如果发现腐烂变质现象，应当果断丢弃。日常生活中应尽量避免食用存放时间过长的南瓜。

多吃西兰花好吗

根据美国癌症协会网站报道，美国营养学家呼吁人们在秋季多吃西兰花，因为这个时期的西兰花中营养成分含量最高。西兰花富含可溶性膳食纤维、胡萝卜素、类胡萝卜素、叶黄素、玉米黄质、异硫氰酸酯物质等多种活性成分和抗氧化剂，另外，还含有丰富的钙和维生素K。经常吃西兰花，有舒缓喉咙、开音、润肺、止咳的功效，它

专家提示

西兰花营养价值很高，适当多吃有益健康。西兰花加热烹饪的时间不宜过长，也不要加入过多的食用盐，尽量保持其抗癌物质的活性。

还可以减少乳腺癌、直肠癌和胃癌等癌症的发病率。西兰花是最富含黄酮类化合物的蔬菜之一。黄酮类化合物除了可以预防感染外，还可以被用作血管清理剂，以阻止胆固醇氧化，防止血小板凝固，从而降低心脏病和中风的风险。有些人的皮肤一旦受到小小的碰撞或伤害，就会变得青一块紫一块，这可能是因为体内缺乏维生素 K 造成的。其实，补充维生素 K 的途径之一就是多吃西兰花。

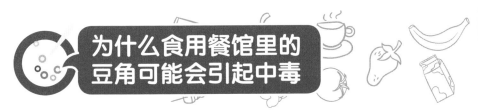

为什么食用餐馆里的豆角可能会引起中毒

豆角中含有蛋白质、脂肪、碳水化合物、膳食纤维、钙、铁、维生素 A、维生素 B_1、维生素 B_2、维生素 C、烟酸、泛酸等。中医认为，豆角不仅能健脾养胃、增进食欲，还具有消暑、清口、调和脏腑、安神、补气、利尿、消肿之功效。

然而，如果吃了半生半熟的豆角，往往会引起中毒。这是因为豆角含有皂甙和植物凝集素，这些物质对胃肠黏膜有强烈的刺激作用，还可能引起溶血，严重时可导致出血性炎症。豆角引起的中毒一般潜伏期为 30 分钟至 3 小时，长者可达 15 小时。胃肠炎中毒症状主要表现为恶心、呕吐、腹痛、腹泻、腹胀，严重者可出现头晕、头痛、出汗、心悸、胸闷、胃烧灼感、肢体麻木等症状。生豆角中毒一般病程短，恢复快，愈后良好。在日常生活中，去餐馆就餐，厨师在炒豆角时往往利用大火快炒，由于时间过短则可能没有把豆角完全炒熟，食用过多容易产生头晕、恶心等一系列中毒症状。

专家提示

短时间水焯往往不能彻底破坏豆角中的植物凝集素等刺激性成分。如果用这样的办法做凉拌菜，就可能引发食物中毒。烹饪豆角必须炒熟煮透。

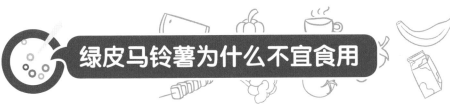

绿皮马铃薯为什么不宜食用

马铃薯中存在一类叫龙葵素的生物碱。龙葵素有神经毒性，人吃了龙葵素后，会抑制体内的胆碱酯酶活性。而胆碱酯酶是催化乙酰胆碱水解成胆碱和乙酸的催化剂。乙酰胆碱是一种神经递质，可以传递神经兴奋。当胆碱酯酶活性被抑制后，乙酰胆碱会在体内积累，从而增强神经兴奋，出现胃肠肌肉痉挛、恶心、呕吐、腹痛、头晕、抽搐、昏迷等症状，甚至能导致死亡。

马铃薯中龙葵素的安全含量标准为 20 毫克 /100 克。正常成熟的马铃薯中每 100 克的龙葵素的含量是 5 ～ 10 毫克，但是未成熟的马铃薯、表皮发绿的马铃薯以及发芽的马铃薯中龙葵素可以达到 25 ～ 60 毫克 /100 克，超过了安全含量标准，人食用后就可能出现中毒现象。

马铃薯在贮藏中为了防止生芽，应将马铃薯避光保存。少许发芽的马铃薯可深挖去芽，并浸泡半小时以上再加水煮透食用。在烹饪马铃薯时可加些食醋，有助于分解龙葵素。

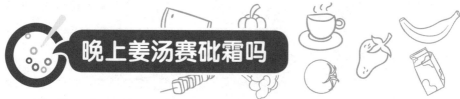

晚上姜汤赛砒霜吗

俗话说："早晨姜汤似参汤，晚上姜汤赛砒霜。"早晨、晚上喝姜汤或吃生姜真的有这么大的差别吗？晚上吃姜的危害真的有这么严重吗？

生姜中富含挥发油、姜辣素、淀粉等营养成分，食用生姜能够增加血液的循环并刺激胃液的分泌从而促进消化，除此之外，生姜还具有一定的抑菌作用。中医认为，生姜味辛性温，早晨食用适量的生姜可帮助阳气上升，提神醒脑，还可健脾暖胃，促进食物消化吸收。尤其是冬日的早晨，喝碗姜汤可驱寒暖体，预防感冒。然而在晚上，应该收敛阳气，多食收敛阳气的食物，如萝卜等，如此才有利于夜间的休息，如果在晚上食用过多的生姜容易使人产生内热，从而影响夜间休息。古代医书中有"一年之内，秋不食姜；一日之内，夜不食姜"的警示，这是有一定道理的。

现代研究表明，生姜具有良好的解毒杀菌作用，生姜中的姜辣素进入体内能产生一种抗氧化酶，具有良好的清除自由基的作用，其抗氧化的能力比维生素 E 还要强得多。生姜中姜烯、姜酮等成分还有明显的抑制呕吐作用。生姜还可显著抑制皮肤真菌和杀死阴道滴虫。除以上这些功能之外，生姜可抵抗癌细胞的增殖。可见吃姜对人体有很大的益处。然而，并不是任何时候吃生姜都对人体有益。在夜间食用生姜，其中所含姜酚等物质可能刺激肠道蠕动，影响睡眠。晚上大量吃姜，不一定等于吃砒霜，但确实对健康不利。

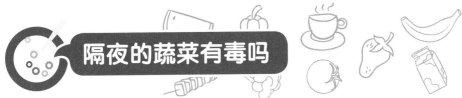

隔夜的蔬菜有毒吗

在蔬菜栽培中往往施用大量肥料，植物吸收的多余氮肥便以硝酸盐等形式积累在叶片中。通常，茎叶部硝酸盐含量最高，根部次之，果实最低。蔬菜采收之后，在硝酸还原酶作用下，硝酸盐被还原成亚硝酸盐，导致蔬菜中亚硝酸盐含量增加。同时，维生素 C 含量会降低。一般来说，蔬菜储存温度越高，这种变化就越快。在夏季，将绿叶蔬菜存放在室温下 24 小时，其中的维生素 C 便会损失殆尽，而亚硝酸盐浓度却可以上升几十倍乃至几百倍。

亚硝酸盐可与蛋白质、氨基酸或胺类物质结合，形成致癌物亚硝胺。绿色蔬菜中的维生素 C 含量较高，能够阻止亚硝酸盐变成亚硝胺。然而，长期不当的储存方式可使蔬菜中维生素 C 的含量下降，亚硝胺的生成速率提高，从而威胁人体健康。烹调后的熟菜在久放之后也可能产生亚硝酸盐，隔夜存放的蔬菜食品，特别是隔夜的绿叶蔬菜，生成亚硝酸盐的概率很高，容易对人体产生不良的影响。

专家提示

绿叶蔬菜最好现吃现做，不宜长久存放，以防亚硝酸盐超标。

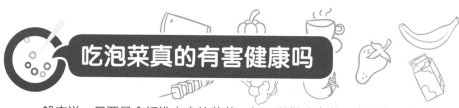

吃泡菜真的有害健康吗

一般来说，只要是含纤维丰富的蔬菜，都可以做成泡菜。泡菜中含有丰富的维生素、钙、铁、磷，豆类泡菜的蛋白质全面而丰富。在制作过程中，蔬菜的温度保持在常温下，所以蔬菜中的维生素 C 和维生素 B 不会受到明显地破坏。泡菜中还含有丰富的活性乳酸菌，能刺激消化腺分泌消化液，促进消化吸收食物。吃泡菜可以增加胃肠道中的有益菌，抑制腐败菌的生长，减少腐败菌在胃肠道的毒性作用，降低患胃肠道疾病的概率，帮助消化，防止便秘，防止细胞老化、降低胆固醇、抗肿瘤等。腌制的辣椒、大蒜、姜、葱等调料还有杀菌和促进消化的作用。泡菜还可以促进人体对铁的吸收。可以看出，泡菜可以为人体提供营养，又能预防疾病，其营养价值堪比炒菜。

但是，泡菜在腌制过程中容易产生亚硝酸盐，这是一个公认的潜在致癌物。经测定发现，泡菜在开始腌制的 2 天内亚硝酸盐含量不高，但在第 3 ~ 8 天就能达到峰值，第 9 天后开始下降，第 20 天后基本消失。因此，泡菜一般较短时间腌制应在 2 天内，长期腌制应在 20 天以上。值得注意的是，过酸或有异味的泡菜不宜食用。亚硝酸盐的含量与腌制时间、盐浓度、温度等众多因素有关。家庭、小作坊或缺乏严格监督检测的厂家生产的泡菜，更容易出现亚硝酸盐含量超标问题。

专家提示

泡菜含有矿物质、膳食纤维、维生素等营养成分，能够补充人体所需营养素，因此可以适量食用。泡菜在腌制过程中可能产生亚硝酸盐，因此不宜长期过量食用。

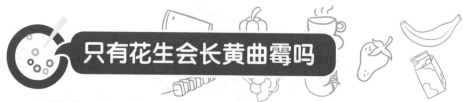

只有花生会长黄曲霉吗

黄曲霉菌是广泛分布在自然界的腐生真菌，它可以在粮食、油料及饲料中生长繁殖，并在此过程中产生黄曲霉毒素。曲霉菌落生长较快，结构疏松，表面呈

灰绿色，背面无色或微黄色。菌
体由许多复杂的分枝菌丝构成。
黄曲霉菌广泛存在于自然界中，
很容易污染花生、玉米、棉籽及
麦类、薯干、大米、豆类等，尤

专家提示

除了花生以外，玉米、豆类、食用油等食物中都可能被黄曲霉毒素污染。食物长霉变质后千万不要食用。

其是在温暖、潮湿条件下生长繁殖非常迅速，可产生大量的黄曲霉毒素。黄曲霉毒素在土壤、坚果，特别是花生和核桃中分布较多，在玉米、通心粉、奶制品、食用油等食品中也能检测出黄曲霉毒素。

在日常生活中，可以尝试通过以下方法去除食品中的黄曲霉毒素。①改良储藏条件，降低温度和湿度。一般情况下，谷物含水量在13%以下、花生仁含水量在8%以下时，霉菌不易滋生。理想的贮存条件是把粮食放在干燥低温环境，温度在12℃能有效控制霉菌的繁殖和产毒。此外，降低氧气浓度，也能抑制黄曲霉菌的产生。②黄曲霉毒素主要集中在霉变、破损、皱缩、变色和虫蛀的谷粒中，这些带毒颗粒比健康颗粒轻，外观也更容易识别，并可以人工去除。③在淘洗大米时，用手搓洗，倒掉水中的悬浮物，有助于洗去黄曲霉毒素。④黄曲霉毒素更耐高温，在280℃高温下才能分解，一般的烹调温度难以将其消除，高温高压去毒效果较好，但维生素的损失也较多。

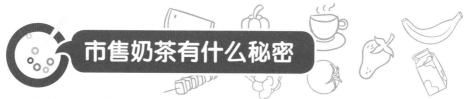

市售奶茶有什么秘密

奶茶口感香甜细腻，深受广大消费者尤其是青少年与女性消费者的喜爱。正宗的奶茶由3部分组成：奶、茶、糖。奶、茶、糖都是营养食品，因此许多消费者认为市场上所售奶茶也是健康食品。真是这样吗？

市售奶茶多是用奶精、色素、香精和水制成的。奶精又称植脂末，通常是以精炼氢化植物油和食品辅料为原材料，经过调配、乳化、杀菌、喷雾干燥而制成。奶精具有良好的分散性、水溶性、稳定性，可提高溶解性和冲调性，可以改善口感，使产品更加美味。消费者普遍认为，奶精是由鲜奶制成的精华，其实，奶精的制造过程没有用到一滴鲜奶或奶油，而且奶精的主要原料氢化植物油中还含有对人体有害的工业反式脂肪酸。而珍珠奶茶中的"珍珠"应以木薯淀粉为主要原料制成，但一些非法制造商却受利益驱使，给"珍珠"中添加人工合成的高分子材料，以增加"珍珠"的弹性，节省成本。

含乳饮料对人体好不好

含乳饮料是指以鲜乳或乳制品为主要原料，添加或不添加其他食品原辅料和食品添加剂，经混合、均质、灌装、灭菌工艺制备的饮料产品包括配方乳饮料、发酵乳饮料和乳酸菌饮料。含乳饮料、乳酸菌饮料和酸奶是不完全相同的，长期饮用对人体好不好呢？

与牛奶相比，含乳饮料含有较低的蛋白质。按照国家标准，配制的乳饮料和发酵乳饮料的蛋白质含量不低于1%，乳酸菌饮料不少于0.7%，而牛奶的蛋白质含量在2.9%以上。含乳饮料的蛋白质含量相当于牛奶的1/3左右。市场上有多种含乳饮料，它们都含有少量牛奶，并加入了乳酸、糖、香精等，味道酸甜可口，加上精美的小瓶包装，因而深受儿童青睐。不少家长也认为这种饮料反正也有牛奶，大概营养也不差，既然宝宝爱喝，就让宝宝喝个够。其实，两瓶这样的含乳饮料，其蛋白质含量也抵不上一瓶牛奶。此外，含乳饮料中微量元素、矿物质等人体生长发育所需要的营养素含量往往也不高。这种饮料喝多了，会使孩子的食欲下降，出现营养缺乏或营养失衡等现象，妨碍小儿的生长发育。因此，儿童不宜每天饮用含乳饮料。

生鸡蛋能吃吗

鸡蛋的吃法各式各样，有人喜欢煎着吃，有人偏爱煮着吃，还有人觉得生吃好处多，不仅口感滑嫩而且营养不会被破坏。鸡蛋如果吃的方法不对，非但没有营养，还会对人体产生危害。那么生吃鸡蛋对人体好不好呢？

首先，生鸡蛋含有抗酶蛋白和抗生物素蛋白。前者会阻碍人体肠胃中的蛋白酶与蛋白质接触，影响蛋白质的消化和吸收。后者可以结合生物素，使人体无法吸收。但两种有害物质，一旦被烹调或加热破坏，就不再影响人体对营养素的吸收。

其次，生鸡蛋的蛋白质结构很致密，胃肠道的消化酶很难接触，所以不易被人体消化吸收。熟鸡蛋的蛋白结构疏松，容易被人体消化吸收。

最后，生鸡蛋里面可能含有细菌、病毒、寄生虫等，不通过烹饪或加热灭活，可能会损害人体健康。据调查，大约10%的鸡蛋附带有细菌、真菌或寄生虫。如果病菌和寄生虫卵不能被完全杀死，人吃了容易引起腹泻和寄生虫病。受沙门菌污染的鸡蛋可引起食物中毒，近年来，研究发现一些鸡蛋壳可能含有出血性大肠杆菌，即使细菌数量很小，也足以引起食物中毒。民间有人用吃生鸡蛋的方法来治疗小儿便秘，事实上不但治不了便秘，还可能使人染上人畜共患的弓形虫病。这种病发病较急，全身各器官几乎都会受到弓形虫的侵犯而引起病变，严重者可能死亡。

专家提示

吃生鸡蛋可能对人体有害。生鸡蛋所含的蛋白质结构致密，人体难以消化吸收，而且还可能感染致病菌和病毒，使人腹泻甚至中毒。

食用皮蛋健康吗

皮蛋是我国传统的风味蛋制品，深受广大消费者喜爱。传统皮蛋是由鲜鸭蛋或鸡蛋为原料，用纯碱、石灰或烧碱、盐、茶叶、水和其他辅助材料加工制作，常常会用到黄丹粉。黄丹粉的主要成分是氧化铅，可以使蛋类产生美丽的"松花"，但是容易使皮蛋受到铅污染。食用皮蛋到底安全吗？

皮蛋是一种主要由碱腌制而成的蛋制品。皮蛋的制作，主要是利用碱性物质使蛋类蛋白质形成凝胶的特性。但是经过碱性物质变性的蛋白质不易吸收，蛋黄中的蛋白质还可能分解生成甲硫氨酸和硫化氢，硫化氢与蛋黄中的某些矿物质（如铁、铜、锌、锰等）发生反应生成硫化物，使蛋黄呈蓝黑色。大多数这些硫化物极难溶于水，所以它们也不易被人体吸收。当然，由于蛋黄中的许多蛋白质被分解成氨基酸，皮蛋的蛋黄比普通鸡蛋的蛋黄更美味。

铅污染对皮蛋质量影响很大。一些国家已经明确规定食品中铅的含量，并在一定程度上影响我国皮蛋的出口。铅是一种有毒的重金属元素。如果经常进食，会引起铅中毒，导致失眠、注意力不集中、贫血、关节疼痛、思维迟缓和大脑功能受损。此外，铅还可影响钙的代谢，造成缺钙。2014年12月5日，国家质量监督检验检疫总局和国家标准化管理委员会联合发布了新皮蛋国家标准，代替了旧标准。新标准要求新生产的皮蛋含铅量必须在0.5毫克／千克以下（蛋类和皮蛋以外的蛋制品含铅量必须在0.2毫克／千克以下），大大提高了皮蛋的重金属安全性。

在食用皮蛋时，可以搭配大蒜、生姜或醋同食，醋可以杀菌，也可降低皮蛋部分碱性，吃着也味道好。

> **专家提示**
>
> 皮蛋具备蛋类的主要营养价值，可以补充人体所需营养素。按照最新国家标准生产的皮蛋铅含量大大降低，可以放心食用。

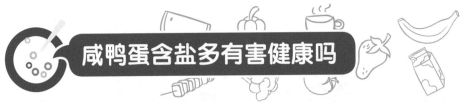

咸鸭蛋含盐多有害健康吗

咸鸭蛋是以新鲜鸭蛋为主要原料经过腌制而做成的蛋制品。从口感上来说，腌制后的鸭蛋没有腥味，香嫩可口，咸味适中，老少皆宜，是佐餐佳品。

鸭蛋含有蛋白质、磷脂、维生素 A、维生素 B_2、维生素 B_1、维生素 D、钙、钾、铁、磷等营养物质和活性物质。在鸭蛋中蛋白质含量接近鸡蛋，矿物质含量高于鸡蛋，尤其是咸鸭蛋中所含的铁和钙更丰富，有利于骨骼发育和防止贫血。鸭蛋含有较多的维生素 B$_2$，是补充B族维生素的理想食品之一。但鸭蛋胆固醇含量较高，有心血管疾病、肝肾疾病者应少吃。

咸鸭蛋可以保留大部分鸭蛋的营养，但咸鸭蛋含有高盐，所以高血压和糖尿病患者不应该多吃。此外，孕妇吃太多咸鸭蛋，可能会使盐摄入量远远超过身体的需求，容易造成水肿，使体内有效血液循环量急剧增加，提供给胎儿的血液减少，从而影响胎儿的生长发育。鸭蛋和食盐是加工咸鸭蛋的主要原料，一些不法商家为了降低成本，缩短生产周期，盐的使用质量达不到相关标准，可能造成氯化钡、亚硝酸盐等有害物质渗入咸鸭蛋，威胁人类健康。

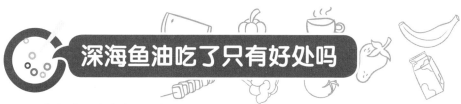

深海鱼油吃了只有好处吗

深海鱼油含有丰富的不饱和脂肪酸，被认为能够调节血脂、改善记忆力，是许多消费者特别是心血管疾病患者眼中的高档保健品。深海鱼油有这么神奇吗？吃多了有没有副作用呢？

鱼油包括体油、肝油和脑油，主要成分是甘油三酯、磷甘油醚脂、脂溶性维生素和蛋白质降解物。深海鱼油富含不饱和脂肪酸，即二十碳五酸（EPA）和二十二碳六烯酸（DHA）。普通鱼体内 EPA 和 DHA 的含量不多，深海鱼类（如鲑鱼、沙丁鱼）体内含量较高。EPA 可以抑制低密度脂蛋白（LDL）的作用，促进高密度脂蛋白（HDL）的作用，减少胆固醇在血管内壁上的附着沉积，有助于清除血液中积累的脂肪，保持血管通畅，防止血栓形成，可预防中风、动脉粥样硬化或心肌梗死。DHA 能促进大脑发育，这是形成脑细胞的重要物质基础，它可以促进、协调神经回路的传导，维持脑细胞的正常运作。过度用脑的人适量补充 DHA 可以增加记忆力和理解力，老年人补充 DHA 则有助于激活思维，预防老年痴呆症。

近年来，海洋环境污染日益加剧，某些海洋鱼类，特别是鲨鱼、鲭鱼和养殖鲑鱼，可能受到汞和其他化学物质的污染。人食用这样的鱼肉或制品后可能危害身体健康。另外，长期服用过量深海鱼油也可能对身体健康产生负面影响，例如，导致血液不容易凝固，增加出血风险等。通常，正常人每天服用深海鱼油不宜超过 3 克。

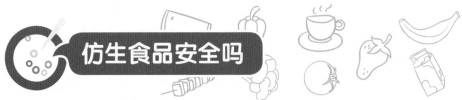

仿生食品安全吗

如果用纯肉制作速冻肉丸，其冷冻后味道和外观会变得更糟。为了塑造并保持弹性，速冻肉丸一般会添加更多的淀粉和添加剂。事实上，即使是自己做肉丸，也会经常添加一些淀粉改善口感。肉丸子并不意味着都由肉做的，许多肉丸仅含有很少的肉，但它们的味道像肉，在食品技术领域，这种食品有一个专有名称，叫"仿生食品"。仿生食品使用食品技术模拟天然食品的味道和形状，所以它也被称为人工食品。仿生食品的出现满足了消费者的不同需求。

目前，在食品行业中最受欢迎的仿生食品是仿生海洋食品和仿肉制品。仿生海洋食品是以相对廉价的鱼或虾为主要原料，添加大豆、蛋清等辅料，经进一步加工而成的风味和口味都与海洋食品极为相似的食品。大多数仿生肉制品都是用大豆蛋白加淀粉挤压而成，所以仿生肉制品的味道与肉类相似，含有一定量的蛋白质。与肉类相比，这种仿生肉脂肪含量较低，在肥胖症等慢性病越来越多的现代社会，食用仿生肉制品可以满足人们对肉的心理需求，也可以降低脂肪的摄入量，对于控制体重有一定的积极作用。

但是，仿生食品再好，也不能掩盖其并非是真正天然食品的本质，也无法完全替代天然食品的营养价值。为了保障消费者的合法权益，仿生食品生产企业应当诚实地

专家提示

消费者在选购仿生食品时，要学会看食品标签和营养说明，充分了解食品配料情况和营养特点，有针对性地选择适合自己的产品。

标注食品的配料成分，使消费者了解仿生食品生产所执行的标准以及所使用的配料。此外，食品监管部门应该继续加强对食品标签和营养成分标注的监管，打击掺假产品和假冒伪劣产品。

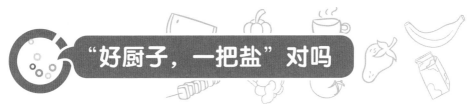

"好厨子，一把盐"对吗

俗话说："好厨子，一把盐。"百味咸为先，食盐是生活中不可缺少的调味品，有"百味之王"的美称。盐在给我们带来味觉享受的同时，嗜盐的风险也随之而来。许多人都知道多吃盐不好，那吃盐过量对我们身体到底有哪些危害呢？如何科学把握食盐量？

瑞典的一项研究表明，吃盐过多会刺激肠胃，产生大量胃酸，引起肠胃道疾病。与那些饮食较清淡的人相比，吃盐过多的人患胃病的概率要高 70% 以上，甚至可能致癌。摄入过多的盐可能会增加患高血压和心血管疾病的风险。此外，盐吃得多了还容易长皱纹。食盐中的钠离子和氯离子存在于人体血液和体液中，它们在维持体内渗透压、酸碱平衡和水平衡中都起到非常重要的作用。如果吃盐过多，体内钠离子增多，就会导致面部细胞脱水，导致皮肤老化，时间久了就会长皱纹。父母应该特别注意，吃盐过多容易引发儿童疾病。儿童身体的敏感度要高于成人，大量吃盐对婴幼儿尚未成熟的肾脏来说是一种负担。如果孩子吃盐过多，容易使上呼吸道黏膜抵抗疾病侵袭的能力减弱，病毒可能乘虚而入，引发上呼吸道感染。吃盐太多还可能影响锌的吸收，导致孩子缺锌。

专家提示

食盐是烹饪必需的调味品，但吃盐过多对健康不利。

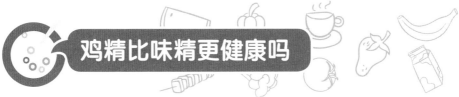

鸡精比味精更健康吗

味精是一种在烹调过程中提高菜品鲜味的优质调味品，然而从其诞生起就受到人们的不断质疑。伴随着鸡精的出现，味精逐渐淡出了人们的视线，很多消费者认为，味精是一种化学合成的物质，对人体健康有害，而鸡精是一种天然物质，比较健康，但事实究竟是怎么样的呢？

味精是以淀粉质、糖质为原料，经微生物（谷氨酸棒杆菌等）发酵、提取、中和、结晶而成的谷氨酸钠含量等于或大于99.0%，具有特殊鲜味的白色结晶或粉末。味精的主要成分是谷氨酸钠。谷氨酸钠是谷氨酸的钠盐，溶于水后即电离为钠离子和谷氨酸根离子。其中的鲜味主要来自于谷氨酸根离子。很多天然食材，如蘑菇、海带、西红柿、豆类、肉类以及海产品中都含有丰富的谷氨酸。1987年，联合国粮农组织和世界卫生组织食品添加剂专家联合委员会宣布，在一般情况下，食用味精是安全的。中国发酵工业协会也联合中国中医研究院进行了大鼠长期口服味精的毒理学试验，证实适量食用味精是安全的。

鸡精是以味精、食用盐、鸡肉或鸡骨的粉末或其他浓缩抽提物、呈味核苷酸二钠及其他辅料为原料，添加或不添加香辛料或食用香料等增香剂，经混合、干燥加工而成，具有鸡的鲜味和香味的复合调味料。由此可见，鸡精的成分比味精复杂得多，其中不仅含有谷氨酸钠，而且还含有食用盐、呈味核苷酸二钠等成分。

需要说明的是，谷氨酸钠虽然味道鲜美，安全性高，但是不宜过量摄取。如果谷氨酸钠摄入过多，可能会与血液中的锌结合，从而引起人体缺锌。锌是人体必需的微量元素，与生长发育、免疫、生殖等生理活动密切相关。婴幼儿缺锌会导致生长发育不良等危害，因此婴幼儿要尽量减少或者不食用谷氨酸钠。此外，过多摄取谷氨酸钠还可能导致人体内的钠离子过量，而钠离子与高血压密切相关，因此高血压患者也要控制谷氨酸钠的摄入量。

专家提示

在烹饪过程中适量添加味精或鸡精对健康成年人没有危害，消费者可以根据味精、鸡精的呈味特点以及菜肴的烹饪要求自由选用。需要注意的是，如果菜肴中添加了鸡精（其中含有一定比例的食用盐），就要适当减少食用盐的用量，以免造成食用盐摄入过量。婴幼儿、哺乳期女性以及中老年高血压患者等要减少或者不食用谷氨酸钠。

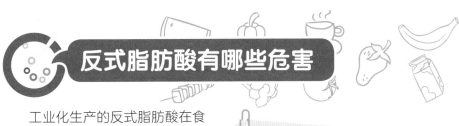

反式脂肪酸有哪些危害

工业化生产的反式脂肪酸在食品中广泛存在，反式脂肪酸对人体有以下危害。

专家提示

> 很多糕点、饼干、咖啡伴侣、奶茶、燕麦片中含有反式脂肪酸，消费者在食用这类食物时应该考虑反式脂肪酸的摄入量，如果超过限量就可能影响身体健康。

孕妇或哺乳期女性，摄入过多反式脂肪酸可能影响胎儿的健康。研究发现，胎儿或婴儿可以通过胎盘或乳汁被动吸收反式脂肪酸，摄入过量时对宝宝的生长发育会造成不良影响。

反式脂肪酸不容易被人体消化，容易引起腹部脂肪堆积，导致肥胖。喜欢吃薯条等零食的人应提高警惕，油炸食品中的反式脂肪酸会引起明显的脂肪堆积。

反式脂肪酸能降低血清高密度脂蛋白的数量，增加低密度脂蛋白的数量，增加冠心病的发病率。反式脂肪酸比饱和脂肪酸更容易引发心脏病。

反式脂肪酸能增加人体血液的黏度和凝聚力，容易导致血栓形成，对于血管壁脆弱的老年人来说，危害尤为严重。

反式脂肪酸可能对青少年中枢神经系统的正常生长发育造成不良影响。有研究显示，青壮年时期饮食习惯不好的人，老年时患老年痴呆症的概率更大。

现代医学研究证实，虽然摄入过多工业化生产的反式脂肪酸对人体健康不利，但有的天然反式脂肪酸却是相对安全的。比如，共轭亚油酸就是一种有益的反式脂肪酸。对有体有害的反式脂肪酸以工业化生产的反式脂肪酸为主。

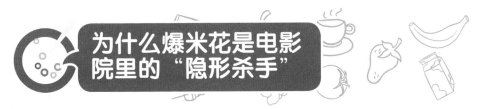

为什么爆米花是电影院里的"隐形杀手"

边看电影边嚼爆米花，是一种难得的享受。爆米花是一种多纤维素的食品，它可以促进消化，还可以作为高脂肪、高蛋白饮食的补充食物。有美容师认为，吃爆米花可以锻炼面部肌肉，减少脸上的皱纹。也有牙医认为，饭后吃爆米花可以起到清洁牙齿的作用。

电影院销售的各种爆米花（如巧克力味爆米花），往往含有很多的脂肪，这些脂肪通常是反式脂肪酸，如氧化椰子油、氧化棕榈油或者其他氢化植物油。摄入过多的反式脂肪酸容易使体内低密度脂蛋白增加，从而增加患心脏病的风险。此外，这些爆米花也含有大量的钠，会增加患高血压的风险。使爆米花看上去金灿灿的化学物质——二乙酰还可能对肺造成损害，严重时它可能引起阻塞性肺病。也有学者认为食用过多的二乙酰可能诱发癌症，但是关于袋装爆米花加热产生的气体与癌症有关的说法，目前还没有定论。

经常吃夜宵会吃出胃癌吗

一般来说，吃完夜宵再休息时，胃内充满食物，容易引起急性消化不良或导致慢性胃肠疾病。人胃肠黏膜的上皮细胞寿命很短，一般更新周期为 2 ~ 3 天，修复过程通常发生在夜晚胃肠休息期间。如果经常深夜吃东西，胃肠道不能得到必要的休息，胃黏膜就很难以得到正常修复。夜宵长时间地滞留在肠胃，刺激胃液大量分泌，使胃黏膜受损，长此以往，容易导致胃黏膜糜烂、溃疡、抵抗力减弱，甚至诱发肿瘤。日本学者调查发现，胃癌患者中，晚餐不规律、吃得过晚的人占总患病人数的38.4%。另外，还有研究表明，尿道结石的发生和晚餐吃得太晚、常吃夜宵有关。经常吃夜宵也容易引发肥胖、糖尿病、神经衰弱等疾病。

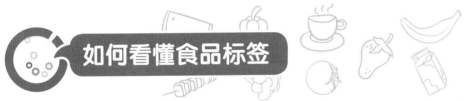

如何看懂食品标签

　　大多数消费者在选购食品时通常会仔细阅读食品标签，从食品标签上可以获得很多有用的信息。但是有的消费者不太留意食品标签，也有的消费者不能完全看懂食品标签。

　　《中华人民共和国食品安全法》规定，预包装食品的食品标签上应当标明以下事项：①食品名称、规格、净含量、生产日期；②食品成分或者配料表；③食品生产者的名称、地址、联系方式；④食品的保质期和贮存条件；⑤产品标准代号；⑥所用食品添加剂的通用名称；⑦食品生产许可证编号；⑧法律、法规或者食品安全标准规定应当标明的其他事项。这些信息对于消费者十分重要。譬如，纯牛奶、酸奶、含乳饮料的名称不同，虽然都含有牛奶，但是蛋白质含量等却不尽相同。根据国家标准，纯牛奶和酸奶的蛋白质含量不低于 2.9%，而配制型、发酵型含乳饮料的蛋白质含量不低于 1.0%，乳酸菌饮料则不低于 0.7%。如果单纯从蛋白质营养角度看，纯牛奶和酸奶要优于含乳饮料，配制型、发酵型含乳饮料要优于乳酸菌饮料。再如，果酱的食品标签上通常会注明"开启后需冷藏"，如果开启后继续在室温下保藏就可能缩短其保质期。又如，威化饼干的配料表中通常不包含可可液块、可可脂，而包含代可可脂，这提示其并非是纯粹的巧克力食品，而是具有巧克力口味的食品。

　　下面以某种含乳饮料为例，对食品配料表中各种成分做简单介绍。该含乳饮料的配料组分主要包括：水、全脂奶粉、白糖、阿斯巴甜、安赛蜜、磷酸、三聚磷酸钠、羧甲基纤维素钠、甘油脂肪酸酯、山梨酸钾、乳酸链球菌素、食用香精、维生素 A。该饮料中含有全脂奶粉，说明其属于含乳饮料；水是饮料的主要组成成分；白糖、阿斯巴甜和安赛蜜是甜味剂；磷酸是酸度调节剂，酸甜搭配往往口感更好；三聚磷酸钠具有较好的

专家提示

消费者在选购和食用食品时最好仔细阅读食品标签，这样既有利于食品的贮藏保鲜，也有助于保护食用者的身体健康。

缓冲和螯合金属离子性能，用来维护牛奶蛋白质的稳定性；羧甲基纤维素钠是增稠剂，也用来提高饮料的稳定性；甘油脂肪酸酯是乳化剂，用来防止饮料出现沉淀或分层现象；食用香精起到赋香、增香或矫味作用；山梨酸钾和乳酸链球菌素是防腐剂，用以防止微生物滋生引起的食品腐败变质或食物中毒；维生素 A 是营养强化剂，用来补充维生素。当然，不同食品的配料表不尽相同，要完全读懂食品标签，需要消费者不断地积累食品营养与安全知识。

食品添加剂有害吗

食品添加剂是为改善食品品质和色、香、味，以及为防腐、保鲜和加工工艺的需要而加入食品中的人工合成或者天然物质。食品添加剂的种类很多，包括营养强化剂、防腐剂、甜味剂、酸度调节剂、着色剂、食品用香料、稳定剂、抗结剂、抗氧化剂、漂白剂、膨松剂、酶制剂、食品工业用加工助剂、胶基糖果中基础剂物质等。食品添加剂在食品生产、加工过程中发挥着重要的作用。譬如，按照《食品安全国家标准 食品营养强化剂使用标准》规定，硫酸锌、葡萄糖酸锌、甘氨酸锌、氧化锌、乳酸锌、柠檬酸锌、氯化锌、乙酸锌、碳酸锌均可作为食品添加剂在食品中使用，起到补充微量元素锌的作用；再如，甜蜜素可在饮料、糕点、腌菜等食品中添加，可以起到调节甜味、改善口感的作用。由此看来，食品添加剂并不是无用的添加物，合法添加可以保证食品品质或者促进消费者健康。

我国对食品添加剂的安全性十分重视，2011 年颁布实施的食品安全国家标准《食品安全国家标准 食品添加剂使用标准》规定，食品添加剂在使用时不应对人体产生任何健康危害。因此，凡是按照国家规定使用的食品添加剂，在规定范围内应用都不会对人体健康造成危害。通常，只有当食品添加剂的使用剂量或者使用范围超出国家规定时，才可能对消费者产生危害。

> **专家提示**
>
> 食品添加剂是国家许可添加的食品原辅材料，消费者对食品中的食品添加剂无须恐慌，也没有必要妖魔化食品添加剂。消费者在日常生活中应当注意区分食品添加剂与非法添加物，从而可以更好地保护自己。

10
chapter
第十章

食疗的秘密

大豆食品对女性健康有何益处

据《本草纲目》记载，大豆可宽中下气，利大肠，消水胀肿毒。大豆中含有较多的蛋白质、脂肪、维生素、矿物质、膳食纤维等营养素，还含有大豆异黄酮等生物活性物质。

大量研究表明，大豆异黄酮对预防乳腺癌具有显著的效果。乳腺癌是危害女性健康的三大癌症之一，发病机制十分复杂，已经证明乳腺癌的发病与体内激素水平密切相关。英国 Dunn 临床营养中心和美国辛辛那提儿童医院医学中心的科研人员通过试验发现，大豆异黄酮可能同时具有雌激素、抗雌激素两种生理功能。一方面，当女性体内雌激素水平过高时，大豆异黄酮可以阻止过量雌激素作用于靶器官，预防乳腺增生、子宫肌瘤等疾病；另一方面，当女性体内雌激素水平过低或者相对过低时，大豆异黄酮可以发挥雌激素作用，降低乳腺癌风险。还有研究发现，绝经前、后女性食用豆腐，均能降低患乳腺癌的风险。除了能够降低女性患乳腺癌的风险外，大豆异黄酮还可降低患心血管疾病、骨质疏松症等疾病的风险。由于大豆异黄酮具有多种保健功能，美国食品与药品管理局已经批准将其作为膳食补充剂，很多企业也研制、生产了以大豆异黄酮为主要原料的保健食品。

专家提示

大豆营养丰富，能够补充蛋白质、必需脂肪酸、膳食纤维等多种营养素，尤其是其中所含的大豆异黄酮具有独特的保健功效，能够预防乳腺癌等疾病。适量食用大豆、豆腐、豆浆等豆制品，对女性健康大有好处。

大豆会影响男性的生殖功能吗

大豆含有染料木黄酮、大豆苷元、大豆黄素等十多种异黄酮。大豆异黄酮具有雌激素样作用，对女性健康大有好处。很多人认为，既然大豆中异黄酮含量较高并且具有雌激素样作用，那么大豆对男性健康肯定有害处，可能会影响男性的激素水平,造成精子数量下降,扭曲男性的第二性征。大豆真的会影响男性的生殖功能或生育能力吗?男性到底能不能多吃大豆食品呢?

德国科隆体育学院的科研人员经研究发现,给处于青春期的雄性大鼠喂饲富含大豆异黄酮的饲料,能够提高其精囊腺和肛提肌的雄激素敏感度。美国圣凯瑟琳大学的学者通过对文献整理发现,大豆异黄酮对男性激素水平没有显著影响。美国哈佛大学对 184 对正在接受不孕不育治疗的夫妻进行了调查,发现男方食用大豆对受精率、不良胚胎数量等也没有显著影响。这些研究结果显示,大豆异黄酮对男性激素水平没有明显影响,对男性生殖功能或生育能力很可能也没有影响。

事实上,男性食用大豆对健康有很多益处。韩国有科研人员经研究发现,大量食用大豆食品有助于降低患肠癌的风险。澳大利亚墨尔本大学的科研人员经研究证明,大豆异黄酮有助于降低患前列腺癌的风险。此外,还有很多研究显示大豆具有预防男性脑膜瘤、骨质疏松症和动脉硬化症等功效。

专家提示

大豆中的异黄酮确实具有雌激素样的作用,但是正常进食大豆不会对男性生殖功能或生育能力产生不良影响。大豆食品有利于降低男性患前列腺癌、脑膜瘤等疾病的风险,并且具有很高的营养价值,因此男性可以放心地食用大豆食品。

哪些蔬菜能减肥

苦瓜。热量:19 卡 /100 克。苦瓜中的苦味素能有效减少脂肪。中医认为,苦瓜味甘性平,能够解毒排毒、养颜美容,还可除邪热、解劳乏、清心明目。另外,苦瓜还有一定的抗癌、降血糖功效。

胡萝卜。热量:37 卡 /100 克。胡萝卜富含植物纤维,可加强肠道蠕动,达到利肠通便的目的。胡萝卜含降糖物质,它含有的槲皮素、山柰酚等成分还能降血脂。

菠菜。热量:24 卡 /100 克。中医认为,菠菜味甘性凉,能利肠胃、解热毒、解酒毒。菠菜富含植物纤维,能增强肠胃功能,帮助消化,有效治疗便秘。菠菜中含有胡萝卜素，它可以转化成维生素A，促进生长发育。

海带。热量：12卡/100克。中医认为，海带味咸性寒，具有消痰平喘、排毒通便的功效。海带风味独特，含有膳食纤维，能增加粪便体积。海带中还含有甘露醇，是利尿消肿的好帮手。

木耳。热量：21卡/100克。木耳被称为"肠胃清道夫"，其所含的胶质可以将人体消化系统内残留的杂质吸附后排出体外，对肠胃起到清洁的作用。同时，木耳对治疗便秘也有很好的效果。

茄子。热量：21卡/100克。中医认为，茄子味甘性寒，可治寒热、五脏劳损及瘟病，还可散血止痛、去痢利尿、消肿宽肠。但是，茄子中的茄碱是一种天然的杀虫剂，对人体有害，茄碱摄入过量可能引起中毒甚至死亡。

专家提示

控制体重、预防肥胖有助于身体健康。通过饮食调整可以在某种程度上起到控制体重、减肥的作用。但是控制体重不能片面依赖饮食调整，更不能迷信网上推介的"生吃茄子""不吃主食"等减肥"秘方"。

黄秋葵可以抗癌吗

黄秋葵又名补肾草、秋葵、羊角豆，是锦葵科秋葵属的一年生草本植物。黄秋葵的幼嫩荚果可供食用，青嫩时采摘。黄秋葵是一种新型蔬菜，一般长度为5～10厘米，有点像人的手指，因此在印度等地被称为"女人指"，美国人称之为"植物伟哥"，日本人则称之为"绿色人参"。黄秋葵可供食用的嫩果部分充满黏液，含有丰富的蛋白质、不饱和脂肪酸、维生素、多糖、黄酮类化合物等，它是一种营养保健蔬菜。黄秋葵的嫩果具有抗疲劳和防治皮肤癌的功能。研究表明，黄秋葵多糖能抑制人卵巢癌细胞、人乳腺癌细胞、人胃腺癌细胞和人宫颈癌细胞的增殖。这说明黄秋葵可能具有一定的抗肿瘤作用。

专家提示

黄秋葵是一种营养丰富的保健蔬菜，适量食用有益健康。

黄秋葵营养丰富，具有一定的抗癌效果，在日常生活中适当吃些黄秋葵有益健康。黄秋葵除可生食外，还可以炒食、煮汤、油炸、凉拌、酱制、醋渍、做泡菜等。

吃黄秋葵能降低血糖和血脂吗

为了控制血糖，糖尿病患者对三餐饮食"斤斤计较"，不敢多吃也不敢乱吃。适量吃些黄秋葵，不仅有助于降血糖，还能兼顾降血脂、抗氧化。

黄秋葵含有丰富的可溶性膳食纤维，如果胶、阿拉伯胶、羧甲基纤维素等，可以防止肠道碳水化合物的消化，减少人体对葡萄糖的吸收，进而降低餐后血糖。黄秋葵的籽中含有大量人体所需的必需氨基酸和不饱和脂肪酸，黄秋葵籽及荚皮均有抑制葡萄糖苷酶的能力，可延缓碳水化合物的消化。黄秋葵的膳食纤维与胆汁的结合率高于其他蔬菜（如芦笋、青豆、胡萝卜、菜花），故可减少饮食中胆固醇的吸收。黄秋葵的降血脂效应主要是通过加快胆固醇转化成胆酸并排出体外、减少脂质合成来实现的。黄秋葵粗多糖也具有较好的体外结合胆酸的作用，黄秋葵提取物能促进粪便胆酸排出，有助于降血脂。黄秋葵的多糖经过纯化，更能显著抑制脂肪细胞增殖和成熟脂肪细胞中甘油三酯的积累。黄秋葵干粉中的多酚类化合物也具有降血脂的功效。

高脂血症、糖尿病、胃炎、胃溃疡、癌症、贫血、消化不良人群可以适量食用黄秋葵，经常腹泻者不可多食。

> **专家提示**
> 黄秋葵具有一定的降血脂、降血糖功效，高血脂、高血糖人群可适量食用黄秋葵。

 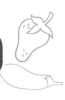

水果减肥法背后的真相是什么

很多女性朋友喜欢通过吃水果的办法控制体重，因为这样既可以不挨饿，又可以达到减肥效果。事实上，并不是所有的水果都适合用来控制体重。吃水

专家提示

有的瓜果热量较低,膳食纤维含量较高,适当食用有助于控制体重。但是一日三餐都以瓜果为主食会造成某些营养物质缺乏,长此以往可能影响身体健康。

果也有学问,下面让我们一起了解一些营养学常识,让大家避免走入吃水果减肥的误区。

许多年轻女性经常以水果代替正餐,甚至有些人早餐只吃水果和牛奶,晚餐以"全盘水果"充饥。她们认为,水果富含膳食纤维,几乎不含脂肪和蛋白质,可以放心大胆地吃。黄瓜、苦瓜等食物的脂肪、蛋白质、碳水化合物含量低,膳食纤维含量高,适当食用的确有利于减肥。但是,不是所有水果的热量都很低,如香瓜、西瓜、菠萝、木瓜等水果的含糖量都很高,吃多了更容易转化为脂肪,不但难以减肥,而且还有"增肥"的可能。

水果中的主要营养成分是碳水化合物、膳食纤维、维生素和矿物质,而人体的正常运转还需要蛋白质等物质的支持。水果中蛋白质、铁、钙等营养成分含量往往较低,长期将水果作为正餐,会造成体内的某些物质缺乏,时间长了可能会引发相关疾病。

哈密瓜有何食疗奇效

哈密瓜是很多人喜爱的水果,但是其神奇作用往往被人忽视。哈密瓜对冠心病、癌症等都有预防作用,因此有"瓜中之王"的美誉。

预防癌症。哈密瓜中含有丰富的维生素,其中 B 族维生素和维生素 C 有助于增强人体免疫力从而抵抗传染病;维生素 A 可以预防肺癌和口腔癌;除维生素外,哈密瓜中还含有一定量的微量元素,比如锰,它可以作为超氧化物歧化酶(SOD)的协同组分;而哈密瓜中的类黄酮和玉米黄质也可以预防癌症的发生。

专家提示

哈密瓜味道香甜,营养丰富,具有一定的保健作用。但是糖尿病患者等特殊人群应谨慎食用。

保护眼睛。哈密瓜中的维生素 A 有助于维持健康的皮肤，减少患白内障的风险，并改善视力。

预防小儿神经畸形。哈密瓜中含有丰富的叶酸，其可防止小儿神经畸形。

预防冠心病。哈密瓜中含有大量的钾元素，能够预防冠心病，降低血压，改善心律不齐，还有利于预防肌肉痉挛。

老人养生吃核桃好吗

核桃不仅对老年人的心脏有一定好处，还具有多种保健功能，适合老年人食用。核桃在国外被称为"大力士食品""营养丰富的坚果""益智果"，在国内享有"万岁子""长寿果""养人之宝"等美誉。中医认为核桃性温、味甘、无毒，有健胃、补血、润肺、养神等功效。美国德克萨斯州立大学经研究表明，核桃中含有大量的褪黑素，它有助于睡眠。褪黑素是一种调节人体睡眠节律的激素。白天，人脑分泌少量褪黑素，而到了晚上则分泌较多。夜间充足的褪黑素是良好睡眠的重要保证。然而，随着年龄的增长，很多人夜间分泌褪黑素的能力丧失或减弱，这会严重破坏正常的睡眠模式。因此，老年人吃核桃有助于提高睡眠质量。值得注意的是，核桃含有较多的脂肪，如果吃得太多，反而会影响睡眠。

专家提示

核桃富含必需脂肪酸等，营养价值较高，适合老年人食用。但是核桃脂肪含量较高，一次不宜吃得太多，否则会影响消化，从而影响睡眠质量。

此外，核桃中还含有多种不饱和脂肪酸，有利于降低胆固醇。同时核桃还能抗衰老，补充微量元素。

常喝苦荞茶好吗

苦荞茶就是用苦荞麦制作的茶品。苦荞麦中的芦丁能够维持血管壁正常的通透性，同时可以软化血管，还可加快伤口愈合、降血脂、消炎、抗过敏等。苦荞中含有 20 种氨基酸，包括人体必需的 8 种氨基酸，且这 8 种必需氨基酸的比例也和人体较为接近，容易被人体吸收利用，对机体健康具有积极的促进作用。苦荞中还含有

专家提示

苦荞具有独特的营养保健功效，高血压、高血糖、高血脂人群可适当饮用苦荞茶。

丰富的维生素，其中的烟酸有降低人体血脂和胆固醇的作用，是治疗高血压、心血管病的重要辅助药物。因其能增强老年病患者的血管弹性，有助于防止脑溢血、保护和增进视力，所以苦荞是适合老年人食用的良好膳食。需要注意的是，苦荞茶并非人人皆宜、包治百病。中医认为，苦荞性平寒，所以胃寒或患有胃病的人应少食。苦荞有降血糖、血脂、血压的功效，因此低血压、低血糖及严重体型瘦弱的人群应谨慎食用。另外，苦荞不宜空腹食用，避免引起低血糖。

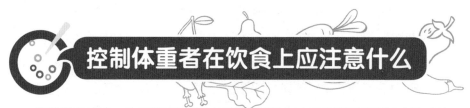

控制体重者在饮食上应注意什么

从营养角度讲，体重超重是由于长期热能摄入过多和能量消耗过少造成的。控制体重不能盲目地减少食量，而应建立科学的饮食习惯和良好的生活方式，适当减少热能和脂肪的摄入，通过体育运动等增加能量的消耗。其中，调整饮食是控制体重、预防肥胖的有效措施之一。

适当减少热能摄入量。标准体重者应注意维持热能摄入量与消耗量的平衡；超重或肥胖者的每日进食量应参照标准体重进食量供给，不宜按现有体重计算。超重或肥胖者最好遵照少摄入、多消耗的原则促使机体消耗过剩的脂肪，直到体重恢复到正常水平，之后也要注意控制能量的摄入与消耗，使其维持在平衡状态。

适当降低脂肪摄入量。脂肪的产热系数高，为蛋白质、淀粉的 2 倍多，故此要限制脂肪的摄入。有学者研究发现，人体的热能主要来自于脂肪，食用过量的脂肪无异于增加体重。

适当控制碳水化合物摄入量。碳水化合物主要通过主食供给。主食摄入量一般控制在每日 250 克以内，但不宜低于 150 克。主食吃得过多、过少，都对健康不利。

补充足够的蛋白质。蛋白质供应充足，可以增加饱腹感、减少饥饿感、增强抵抗力；蛋白质供应不足，可能会出现身体虚脱、精神萎靡、疲劳乏力、抵抗力下降等现象。正在控制体重的人群可以通过鱼、虾、豆制品和低脂肪肉类等食物补充蛋白质。

专家提示

对正常人群而言，合理的饮食通常不会造成体重增加。减肥者最好不要为了过分追求瘦而忽视营养的摄入，控制体重必须以确保身心健康为前提。

补充足够的矿物质、维生素和膳食纤维。膳食纤维会使人产生饱腹感，有利于防止进食过量，还可降低脂肪的吸收率，并使淀粉分解成单糖的作用变慢，减缓淀粉转化成脂肪。矿物质和维生素也具有多种生理功能，是维持人体健康必不可少的营养素。蔬菜中往往含有丰富的矿物质、维生素和膳食纤维，故可以通过进食新鲜蔬菜来补充人体所需的营养素。

需要强调的是，控制体重应符合能量消耗大于能量摄入的原则。饮食方面应注意平衡膳食，减少热量摄入。运动方面应注意运动量要适宜，避免过度疲劳。

手脚冰凉的人该吃啥

秋冬季节，手脚冰凉是很多人的常见表现，尤其是女性。那如何让身体暖和起来呢？通常认为，防止手脚冰凉出现的关键是加速血液循环和新陈代谢。手脚冰凉不是严格意义上的疾病，没法去医院治疗。对此，中医的一些养生保健观念具有一定的参考意义。世界卫生组织总干事在 2015 年国际中医论坛上指出："现代医学和中医都能对健康做出独特的贡献，但两者也都各有局限和不足。各国，特别是发展中国家，应当在有监管的情况下，审慎地综合使用这两种医学中的精华。中医可大有作为，尤其能促进初级卫生保健和全民覆盖，特别是在目前慢性非传染性疾病已经超过传染性疾病，成为全球最大杀手的情况下就更是如此。"以下参考中医的部分观点，

专家提示

除了食补以外，加强保暖、注重锻炼都有助于增强体质，对手脚冰凉现象可起到一定的改善作用。

从膳食烹饪层面介绍一些防止手脚冰凉现象的食补、食疗方法。

首先，温性食品是手脚冰凉者的首选食材。芝麻、核桃等坚果，韭菜、胡萝卜、菠菜等蔬菜，牛肉、羊肉等肉类，均为温性食品。适量吃些辛辣食物（如葱、大蒜、辣椒、芥末等），也能很好地促进血液循环，有一定的御寒作用。其次，人参、当归、干姜、党参等中药材也是传统的温补用品。另外，烟酸能促进血液循环，扩张神经末梢，能有效改善手脚冰凉的症状。芝麻、花生、动物肝脏、糙米中烟酸含量较高。除烟酸外，其他 B 族维生素也具有促进新陈代谢的作用，因此适量补充 B 族维生素有助于改善手脚冰凉症状。

痛风患者吃沙丁鱼对健康有益吗

正常人每周吃 1 ~ 3 次鱼对健康有益。但是，对于痛风患者来说，大量吃鱼并非明智之举。痛风通常是体内嘌呤代谢异常所致，而鱼虾等食物往往富含嘌呤。对于痛风患者来说，应尽量减少对嘌呤的摄入或者严禁一次性摄入过多的嘌呤，尤其是急性发作的痛风患者，应禁食一切嘌呤含量高的食物。沙丁鱼是富含嘌呤的鱼类，痛风患者应尽量少吃。

专家提示

除了痛风患者不宜过量食用沙丁鱼等嘌呤含量较高的鱼外，血友病、血小板减少、维生素 K 缺乏等出血性疾病以及肝硬化患者也不宜过多地食用鱼类。

富含嘌呤的鱼类：沙丁鱼、凤尾鱼以及鱼子（鱼卵）。

嘌呤较多的鱼类：鲤鱼、鳕鱼、鲈鱼、鳗鱼。

嘌呤较少的鱼类：金枪鱼、鲑鱼、白鱼。

吃什么可以缓解失眠症状

现实生活中的失眠患者很多，除了少数人是因为环境噪音等外界影响之外，精神压力大和不规律的生活方式是导致失眠的主要因素。失眠的症状通常表现为入睡困难、晨醒过早、醒来之后无精打采等。通常情况下，对于很多生活方式不规律的人来说，用食物催眠是一种不错的方式。

褪黑素能够缩短入睡时间，调整时差，改善睡眠质量。褪黑素与安眠药相比，既有效，又安全。核桃是褪黑素的天然食物来源，具有镇静和调节神经系统的作用。此外，色氨酸也具有一定的镇定安神作用。小米中的色氨酸较为丰富，晚上喝点小米粥，既可以补充必需氨基酸，又有助于睡眠。另外，蜂蜜、大枣、龙眼、百合等食物也具有一定的安神助眠作用。

吃肉会吃出癌症吗

2015 年 10 月 26 日，世界卫生组织主管的国际癌症研究机构发布报告，将牛肉、羊肉、猪肉等红肉列为"较可能致癌物"，把香肠、火腿、培根肉等加工肉制品列为"致癌物"。一石激起千层浪，世界卫生组织的报告引起了国内外学者和公众的普遍关注。那么，吃肉到底能不能导致癌症呢？

癌症的病因十分复杂，包括遗传、环境等很多因素。上世纪 80 年代的一项研究显示，大约 35% 的癌症与饮食因素有关，这与吸烟导致癌症的风险基本相同。在饮食因素中，肉类的癌症风险引起了全世界科学家的重视。一些学者认为，很多肉类中含有较多的脂肪，热量较高，有的肉类中还含有杂环胺、多环芳烃和 N- 亚硝基化合物，这些都可能引发癌症。其中，N- 亚硝基化合物主要是亚硝胺和亚硝酰胺，这两类物质被认为是潜在的致癌物。北京市肿瘤防治研究所等单位对山东省临朐县（胃癌高发区）和苍山县（低发区）的调查研究表明，亚硝酰胺暴露与胃癌流行可能存在正相关关系，胃液中检出亚硝酰胺的居民罹患胃癌的几率往往较高。此外，肉类中存在的氯化钠、硝酸盐、亚硝酸盐、饱和脂肪和雌激素等，能够促进 DNA 合成、影响激素代谢或者刺激自由基生成，也具有一定的致癌风险。国外研究显示，红肉和加工肉制品可能增加罹患肠癌的机率；但是，有关肉类与其他癌症（如膀胱癌、乳腺癌、前列腺癌、肺癌）相关性的研究报道较少。综上可见，部分肉类的确存在致癌风险，但是风险不等于事实，红肉、加工肉制品与胃肠癌等的相关性研究还需要进行进一步探讨。

从营养学角度讲，肉类是蛋白质、维生素和热量等的重要来源。以牛肉、酱牛肉、牛肉松、牛肉干为例，这几种食物中均含有较丰富的蛋白质、维生素 A、维生素 E、维生素 B1、维生素 B2、维生素 B3、钾、钠、钙、镁、铁、锌、硒等营养物质。据我国著名的医药典籍《本草纲目》记载，牛肉"安中益气，养脾胃。补益腰脚，止消渴及唾涎"。可见，适当吃肉有助于补充蛋白质、维生素、矿物质等营养素，对健康有益。

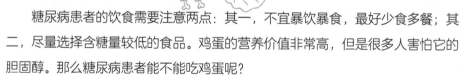

糖尿病患者能吃鸡蛋吗

糖尿病患者的饮食需要注意两点：其一，不宜暴饮暴食，最好少食多餐；其二，尽量选择含糖量较低的食品。鸡蛋的营养价值非常高，但是很多人害怕它的胆固醇。那么糖尿病患者能不能吃鸡蛋呢？

鸡蛋含有人体需要的优质蛋白。它所含的蛋白质主要为卵清蛋白和卵黄磷蛋白，其氨基酸组成与人体蛋白质的氨基酸组成最为接近，故其吸收利用率很高，可达 99.7%。鸡蛋中的脂肪也是以不饱和脂肪酸居多，容易被人体吸收。鸡蛋还含有人体必需的矿物质，如钾、钠、镁、磷等。

糖尿病患者能否吃鸡蛋因人而异。如果是单纯性的血糖升高，而血压、血脂等正常的患者，是可以吃鸡蛋的，但加工鸡蛋尽量不要使用油煎或油炸等方式；如果是糖尿病合并高血脂、冠心病、肾脏病的患者，则要根据血中胆固醇的量来决定能否食用鸡蛋，这类人群最好在医生或营养师的指导下食用鸡蛋。

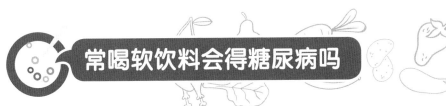

常喝软饮料会得糖尿病吗

炎炎夏日，美美地喝上几杯香甜的含糖软饮料，不仅可以解渴，还能起到消暑、醒脑的作用，令人心旷神怡。但是，含糖软饮料虽然风味甘甜，却不能长期过量饮用，否则可能对健康造成危害。

软饮料通常是指经过定量包装的，供人直接饮用或者按照一定比例用水冲调或冲泡饮用的，乙醇含量不超过 0.5% 的制品。软饮料包括包装饮用水、果蔬汁类及其饮料、含乳饮料、植物蛋白饮料、碳酸饮料、茶饮料、植物饮料等。除了饮用纯净水等个别品种外，其他软饮料大多都含有蔗糖、葡萄糖、果葡糖浆等糖分，热值较高。软饮料在西方国家比较流行，随着我国经济的发展和社会的进步，软饮料在我国也得到长足发展，成了男女老幼都十分青睐的饮品。

大量研究表明，美国人过量饮用含糖软饮料，会增加 2 型糖尿病风险。日本大阪大学调查了 27585 名 40~59 岁的日本人，发现过量饮用含糖软饮料会增加 2 型糖尿病风险，但是饮用纯果汁与糖尿病罹患率之间没有相关性。美国明尼苏达大学调查了 63257 名 45~74 岁的华裔新加坡人（主要来自福建省和广东省），发现过量饮用软饮料和果汁饮料会增加 2 型糖尿病风险。英国学者指出，适当减少含糖软饮料饮用量有助于身体健康。

近年来，糖尿病已经成为威胁全球人类健康的三大慢性非传染性疾病之一。我国 20~79 岁人群中糖尿病患者已经接近一亿，约占全世界糖尿病患者总数的

专家提示

过量饮用含糖软饮料，确实会增加糖尿病等疾病风险。因此，尽管含糖软饮料味道甜美，却不宜长期过量饮用。当然，这并不是说含糖软饮料是有害食品，一口也不能喝。事实上，适当饮用含糖软饮料，既能解渴补水，又能给生活增添乐趣，只要不是长期过量饮用，就无需担忧健康风险。

1/4，患病人数名列世界第一。糖尿病及其并发症对人体的危害极大，患者的生活质量和心理健康水平往往出现明显下降，致死率仅次于癌症和心血管疾病等重大疾病。糖尿病与遗传、生活方式、饮食等很多因素有关，其中饮食是导致2型糖尿病的最重要因素之一。近年来，我国饮食"西化"趋势有所增强，含糖软饮料消费在日常生活中所占比重不断增加，这对于糖尿病可能起到推波助澜的作用。

事实上，除了与糖尿病密切相关外，含糖软饮料还与高尿酸血症、脂肪肝等疾病存在一定的相关性。韩国科学家发现，过量饮用含糖软饮料会使韩国农村居民罹患高尿酸血症的机率明显增加。以色列科学家发现，过量饮用含糖软饮料会增加脂肪肝风险。

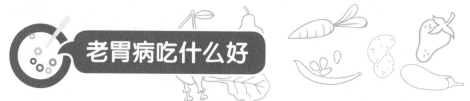

老胃病吃什么好

胃病是常见的消化系统疾病，对健康有较大的危害。研究证明，饮食与多种胃病密切相关。胃病患者通过饮食调节，有助于减轻症状，恢复健康。那么，哪些食物可以辅助治疗胃病呢？

小米。小米又被称为"保健米"，这是因为小米中富含蛋白质、淀粉、维生素、矿物质等营养成分，并且小米中的各类营养成分很容易被人体消化吸收。中医认为小米对脾胃虚弱、产后虚损、食欲不振、反胃呕吐等具有良好的疗效。

酸奶。酸奶不但能够提供蛋白质等营养物质，促进胃黏膜修复，还能抑制幽门螺旋菌等病原体的活性。此外，酸奶中的活性乳酸菌，可以维持肠道正常菌群平衡，调节肠道有益菌群到正常水平，从而保护胃肠健康。

南瓜。南瓜可以说也是胃病患者的良好吃食，它不但可以起到保护肠胃黏膜的作用，其中所含的一些营养成分还可促进胆汁的分泌，以此来加强肠胃的蠕动，帮助食物在体内的消化吸收。南瓜中富含有维生素和果胶等营养物质，果胶在体内可以很好地清除体内的毒素。另外，南瓜中的营养成分还可以减弱亚硝酸胺的致突变作用，起到预防癌症的功效。

胃病患者在饮食上要注意以下原则：①少吃油炸食物。经油高温炸过的食品中饱和脂肪酸的含量大大升高，不易被机体消化吸收，从而加重肠胃负担，还容易使血脂升高，常食油炸食品对机体健康非常不利。②少吃腌制食物。腌制食品中含有大量的盐分，对于胃病患者来说难以承受过多盐所带来的负担，甚者可能增加患癌症的风险。③少吃刺激性食物。辣椒、大蒜、花椒等刺激性食物对消化道的刺激作用较强，长期过量食用可能加重胃病症状。

专家提示

胃病患者适当吃些小米、南瓜等食物对健康有益。

产后新妈妈在营养上需要注意什么

许多产后新妈妈刚刚完成"历史使命"后，便迫不及待地加入减肥瘦身大军中，希望快速恢复曼妙身材。爱美的妈妈们在控制体重时应当注意以下营养问题。

产后新妈妈的营养摄入要恰到好处，不能过多，更不能太少。生育的过程会消耗母体很多的营养和能量，产后许多新妈妈都会感到身体比产前变得虚弱了。要想恢复健康体质和健美身材，首要就是摄取足够的营养。通常，除了产后最初几天适合吃一些流质或半流质的食物外，之后的饮食可以与平时一样，但要注意荤素搭配，均衡营养。可以适当多吃一些瘦肉、豆类及其制品、鱼、蛋类食物，在烹制时尽可能少放甚至不放辛辣或刺激性的调料。新妈妈还应适当多吃蔬菜、水果和谷物，以提高机体免疫力，促进消化，预防便秘。需要注意的是，保证营养充足不代表要"大补"，过度地摄取营养很可能会危害身体健康。

专家提示

产后新妈妈一定要注意自身的饮食行为，不可激进地减肥，也不可"大补"，摄取营养一定要适度。

心脏病人群该吃什么

苹果。苹果富含维生素 C、膳食纤维和多酚类物质。研究表明，每天吃苹果有助于减少人体血液中脂肪的含量，增加血液中维生素 C 的含量。研究认为，维生素 C 有助于扩张血管。每天适当吃些柠檬或其他酸的水果，具有相似的效果。吃苹果还可以减少肠道中有害细菌的数量，可帮助有益菌繁殖，从而提高人体的消化吸收功能。苹果可以预防高血脂、动脉硬化和心脏病等。

鱼。鱼类富含长链多元不饱和脂肪酸，对于心血管病患者有一定的保护作用。科学研究表明，鱼类含有较多的 $\omega-3$ 不饱和脂肪酸。适量食用鱼类或其他水产肉类，补充必需脂肪酸、氨基酸等营养素，有助于降低胆固醇水平，预防和减少心血管疾病的发生。长期定量吃鱼，对心脏病人群通常很有益处，并且安全、无副作用。

富钾食物。香蕉、菠菜、海带、苋菜、土豆等食物中钾含量较高。有调查研究表明，每天通过食物补充 1 克钾，几周后血压可能下降约 0.5 厘米汞柱。

专家提示

心脏病人群在医生或营养师指导下适当吃些苹果、鱼肉等食物，对健康有益。

酒精肝还能喝啤酒吗

酒精肝，全称为酒精性脂肪肝，是酒精性肝病中最早出现、最常见的肝脏病变。酒精肝是由于长期大量饮酒（或酗酒）引起的肝脏损伤性疾病。轻度酒精肝大多没有症状，中重度酒精肝会出现类似慢性肝炎的症状，如轻度的全身不适、乏力、易疲劳、恶心呕吐、食欲不振、腹胀等。酒精肝本身就是因为喝酒引起的肝损伤，因此患酒精肝的人群尽量不要饮酒，就连含乙醇的软饮料，也不宜多喝。

酒精肝患者除了不能喝酒之外，还要注意合理饮食。日常要多吃素食，粗细

均匀搭配，适宜清淡，切忌油腻。还应
适当多吃蔬菜和水果，经常吃豆类和奶
类食物，此外，还应摄入一些富含 B 族
维生素、维生素 C、维生素 K 的食物。

专家提示

酒精肝人群尽量不要饮酒，包括
白酒、啤酒、葡萄酒等。

常吃哪些食物可降低胆固醇

　　胆固醇是人体细胞膜的重要组成部分，参与胆汁、维生素 D、肾上腺素、性
激素等重要生物活性物质的合成代谢。通常，胆固醇可分为两种类型：高密度脂
蛋白胆固醇和低密度脂蛋白胆固醇。前者对心血管系统有保护作用，所以它也被
称为"好胆固醇"。后者对人体有害，所以它也被称为"坏胆固醇"。那么，哪
些常见的食物可降低体内的"坏胆固醇"？

　　苹果中的维生素 C、果糖、镁等营养成分类似于降血脂药物。它们可以使"坏
胆固醇"排出身体。更重要的是，苹果和苹果汁抗氧化物有助于分解排泄胆固醇。
橄榄油含有丰富的多酚、抗氧化剂，能降低人体胆固醇和甘油三酯，可减少血管
炎症的发生率。沙门鱼、鲭鱼、沙丁鱼和金枪鱼富含 ω-3 不饱和脂肪酸，它具
有稳定心率、降低人体内胆固醇和甘油三酯含量、减少动脉炎症的作用。最近的
一项研究证实，每周摄入一定量的 ω-3 脂肪酸可将死于心血管疾病的风险降低
17%。红葡萄酒中含有丰富的白藜芦醇、超氧化物歧化酶（SOD）和多酚类物质，
这些物质可以明显降低胆固醇，保护心脏。燕麦片、大豆等食物中富含可溶性膳
食纤维，可清除人体内的胆固醇。有研究指出，经常吃低脂肪、高可溶性膳食纤
维的食物可以降低体内胆固醇总量的 10%～15%。番茄红素是一种强抗氧化剂，
它能阻碍胆固醇在体内氧化，预防
心脏疾病。番茄可以在烹调后释放
更多的番茄红素，所以吃番茄酱比
生吃西红柿降胆固醇效果更好。红
葡萄柚是一种具有降血压、降血脂
和减肥作用的水果。坚果富含单不

专家提示

饮食对胆固醇代谢影响较大，高胆固
醇人群应当十分注意合理饮食。

饱和脂肪酸和多不饱和脂肪酸，能降低血液中胆固醇含量，从而保护心脏。坚果还可以为身体提供丰富的膳食纤维、蛋白质、维生素 E、维生素 B、镁和钾等营养素。

长期吃素食能够降血脂吗

随着人们生活水平的提高，"三高"（高血糖、高血压、高血脂）已经成为影响健康的重要因素。在人们越来越重视身心健康的今天，减肥降脂成为很多人尤其是爱美女性的不懈追求，减肥吃素在城市里悄然兴起。长期吃素食真能降低血脂么？

人体中的胆固醇大约 2/3 由人体自身合成，1/3 经食物摄入。因此，仅靠减少饮食中胆固醇的摄入量并不能起到较好的降脂减肥功效。血中胆固醇含量过高，对身体有害。但是，胆固醇摄入不足或者胆固醇缺乏对健康也有一定的危害。胆固醇是细胞膜的重要组分，人体 90% 的胆固醇存在于细胞中。胆固醇还是体内多种生理活性物质的合成原料，比如胆汁、睾酮、肾上腺素等。况且植物性食物并非脂肪含量就很低，瓜子、花生、核桃等食品就含有较多的脂肪。

另外，完全素食可能导致人体缺乏维生素 B_{12}、钙、铁、锌等营养物质，反而会加大患不孕不育和胆结石等疾病的发病风险。

> **专家提示**
>
> 降血脂应该选择科学合理的方式，长期素食未必能起到降脂的功效。合理饮食，适当运动，有助于降低血脂。

素食主义真的好吗

在现代社会，随着生活水平的提高，餐餐有肉已经不再稀奇。饮食方式等的变化使得患"三高"（高血糖、高血压、高血脂）、"富贵病"（如糖尿病、高脂血症）的人越来越多。因此，很多人推崇素食主义，认为这样能够有效防止"三高"和"富贵病"。素食主义真的很好吗？对身体会不会有害处？

　　谷物、蔬菜、水果、坚果等素食对人体的确有很多好处。素食中的膳食纤维、维生素、矿物质等含量往往较高，对身体的生长发育有益处。但是素食往往缺乏蛋白质、B 族维生素和必需脂肪酸等营养素，因此完全吃素可能会导致营养不良。儿童和青少年正处于生长发育的关键时期，一定要注意饮食均衡，荤素搭配，否则会影响身体健康。

专家提示

营养均衡、全面是健康饮食的基本原则。如果饮食中缺乏蛋白质、必需脂肪酸、维生素或矿物质等营养素，可能会影响身体健康。

"电脑一族"应该怎样补充营养

　　过度使用电脑会给"电脑一族"的眼睛、皮肤等造成很大的危害。为了保护视力，"电脑一族"应适当多吃些胡萝卜、动物肝脏、蛋类等食物，补充足够的维生素 A、蛋白质和微量元素锌。长时间使用电脑对皮肤也有较大的伤害，因此"电脑一族"可以多吃些水果（如草莓、猕猴桃、柠檬、苹果等）、蜂蜜、银耳、绿茶等。水果中富含的维生素能促进人体的新陈代谢，有助于人体排除毒素，保持皮肤弹性，抑制黑色素生成。蜂蜜能补充肌肤所需的营养素。绿茶具有一定的抗辐射能力，"电脑一族"可以通过适量饮茶来抵抗电脑辐射。

　　需要强调的是，电磁辐射污染已成为继大气污染、水污染和噪声污染之后的第四大环境污染。南开大学和天津市环境保护局的科研人员使用电磁辐射分析仪测定了大学生受电脑电磁辐射的实际状况，发现电脑显示器、键盘、鼠标都有一定的电磁辐射作用，对大学生的健康会造成一定的伤害。第三军医大学和中国工程物理研究院的学者研究发现，

专家提示

"电脑一族"可通过调整饮食、补充营养来缓解长期使用电脑给眼睛、皮肤带来的损害。同时，在使用电脑过程中要注意坐姿、减少电脑使用时间。

电磁辐射能导致大鼠肝组织发生过氧化损伤，抗氧化膳食（含有硒、锌、维生素 E、维生素 C）对电磁辐射所致的大鼠肝损伤有明显的保护作用。

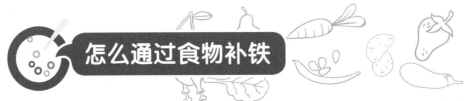

怎么通过食物补铁

铁是人体必需的矿物质元素，我们在网络等媒体上经常可以看到补铁要多吃红枣之类的报道。这些说法符合营养学原理吗？

红枣中含有大量的铁元素，对缺铁性贫血有辅助治疗作用。红枣能促进白细胞的生长，保护肝脏。但是仅靠吃红枣补血，效果并不是很理想。如果想达到更好的补血效果，可以搭配葡萄干、龙眼之类的食物一同食用。需要强调的是，只靠生吃红枣来补血，不仅效果不明显，还可能引起胃肠胀气或腹泻。

很多人认为牛奶营养丰富，喝牛奶对于缺铁性贫血的人一定很有帮助。其实恰恰相反，牛奶不仅不能帮助人体吸收铁元素，还可能产生妨碍作用。在食用补铁食物或者补铁剂时，尽量不要喝牛奶。

补铁剂中含有较多的铁元素，能够快速改善缺铁性贫血的症状。但是补铁剂不宜乱吃，最好在医生或营养师的指导下服用。补铁要循序渐进，过量摄入铁可能造成铁中毒，轻者头晕恶心、腹痛腹泻，重者甚至可能休克死亡。

> **专家提示**
>
> 铁是人体必需的营养元素，补铁要根据自身健康需要来进行，不能随意、过量进补。

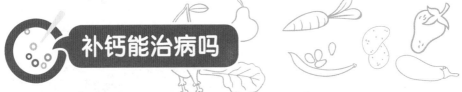

补钙能治病吗

日本有研究显示，血压高低和钙浓度呈负相关。换句话说，适当进补含钙丰富的食物，有助于预防血压升高。美国的一些研究机构也得出了同样的结论。钙有助于降低血液中的胆固醇和抑制结肠癌细胞的增殖。钙能改善女性经前期综合征，经前综合征是指月经前出现的生理和情绪不适，如腹部绞痛、背痛、头痛、面部和四肢水肿、乳房疼痛、情绪紧张、抑郁等。女性在妊娠后期缺钙容易发生骨软化症、低血钙、妊娠疲劳和高血压，并可能导致早产或胎儿体重过轻，因此适当食用含钙丰富的食物对处于生育期的女性很重要。

专家提示

钙在人体中发挥着重要的生理作用。通过饮食适量补钙，有助于预防多种疾病。

含镁食物是"美食"吗

镁对人体的影响首先体现在对肌肉和骨骼的影响上。除了缺钙外，缺镁也是造成骨质疏松的一个重要原因。镁还具有预防龋齿的作用。研究表明，体内镁含量低会导致心脏过早收缩，其中近一半的人会出现血压升高的症状。在一定范围内，镁的摄入量越少，人体患冠心病及其并发症的概率就越高。对于老年人来说，缺乏镁会导致胰岛素敏感性降低，从而增加患糖尿病的风险。镁在心脏活动中起着重要的调节作用，它能保护心血管系统，降低血液中的胆固醇水平，防止动脉粥样硬化，并有助于预防高血压和心肌梗死。有研究证明许多年轻女性患有的经前期综合征与缺镁也有一定的关系。

镁主要存在于绿叶蔬菜、粗粮、坚果等食物中，特别是绿色植物的叶绿素中含有大量的镁。大米、面粉等主食中也含有较多的镁，但它们同时含有较多的植酸，会抑制镁的吸收。在面粉发酵的过程中，植酸酶能分解植酸。淘米时让大米在水中浸泡一段时间，可以降低植酸的含量，从而提高人体对镁的吸收利用率。相反，精制面粉、肉类、淀粉类食物和牛奶中含镁量不高。想要补充镁，建议多吃葵花籽、西瓜籽、核桃、松子、榛子、花生、麸皮、荞麦、海藻、豆类和绿叶蔬菜。

专家提示

镁是人体必需的常量元素，日常饮食可以通过摄入绿叶蔬菜等含镁量丰富的食物来满足人体所需的镁营养。

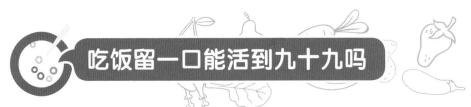

吃饭留一口能活到九十九吗

我国有句俗话："吃饭留一口，活到九十九。"减少食物摄入量，真的能够延年益寿吗？

科学研究发现，饮食限制确实能够延长酵母、果蝇、线虫、小鼠等的寿命。美国威斯康星大学的科研人员以人类的近亲——灵长类动物恒河猴为研究对象，研究了饮食限制的抗衰老作用。结果发现，饮食限制能够明显延长恒河猴的寿命，降低老年性疾病的发生率，尤其可减少癌症、糖尿病、脑萎缩、心血管病等的发病率。但是由于伦理学等原因，一直缺乏饮食限制可以延长人类寿命的直接试验证据。近年来，很多疾病流行学调查间接地表明，饮食限制对于延长人类寿命也有一定作用。例如，日本冲绳县居民的心脏病、癌症等的发病率很低，人平均寿命在80岁以上，一些学者调查认为饮食热量限制（即卡路里限制）是长寿的重要原因之一。广西巴马瑶族自治县是世界著名的长寿之乡，一些调查显示不暴饮暴食、适当控制食物摄入量是这里百岁老人的养生秘诀之一。由此看来，"吃饭留一口，活到九十九"还是有一定的道理。

但是，饮食限制不等于节食。饮食限制是指适当地限制食物摄入量，避免暴饮暴食，在确保营养充足、均衡的前提下合理地控制食欲。有些人为了达到减肥或保健的目的，刻意减少脂肪或淀粉（糖）的摄入量，不仅难以达到预期的目的，甚至还会影响身体健康。

专家提示

延年益寿、永葆青春是每个人的养生保健理想。在日常生活中，既要避免暴饮暴食，又要防止营养不良。长期坚持良好的饮食习惯，对健康大有裨益。